U0225490

大肠
pit pattern
诊断图谱

主编 （日）工藤進英
主译 张惠晶

辽宁科学技术出版社
沈 阳

主译 张惠晶

参译 汪　旭　王轶淳　刘晓东　周　环　矫太伟　冯明亮　刘梦园　赵延辉

Authorized translation from the first Japanese language edition,
entitled 工藤進英・著「大腸 pit pattern 診斷」
Copyright © 2005 by Igaku-Shoin Ltd., Tokyo.

图书在版编目（CIP）数据

大肠pit pattern诊断图谱／（日）工藤進英主编；
张惠晶主译. —沈阳：辽宁科学技术出版社，2014.5
（2024.5重印）
　ISBN 978-7-5381-8542-3

　Ⅰ. ①大…　Ⅱ. ①工…　②张…　Ⅲ. ①大肠肿
瘤—内窥镜检—图谱　Ⅳ. ①R735.3-64

中国版本图书馆CIP数据核字（2013）第049948号

出版发行：辽宁科学技术出版社
　　　　　（地址：沈阳市和平区十一纬路25号　邮编：110003）
印　刷　者：辽宁新华印务有限公司
经　销　者：各地新华书店
幅面尺寸：185 mm × 260 mm
印　　张：12
插　　页：4
字　　数：260千字
出版时间：2014年5月第1版
印刷时间：2024年5月第3次印刷
责任编辑：郭敬斌
封面设计：袁　舒
版式设计：袁　舒
责任校对：冯凌霄

书　　　号：ISBN 978-7-5381-8542-3
定　　　价：180.00元

编辑电话：024—23284363　13840404767
E-mail:guojingbin@126.com
邮购热线：024—23284502
http://www.lnkj.com.cn

执笔合作者一览表（按五十音顺序排列）

今井　　靖（今井医院）

河内　　洋（东京医科大学医学部附属医院病理科）

坂下　正典（坂下内科消化内科）

佐野　　宁（佐野医院消化内科）

田村　　智（高知大学医学部光学医疗诊疗部）

为我井芳郎（国立横滨医院内镜中心）

寺井　　毅（寺井诊所）

林　　俊壱（林俊壱诊所）

藤井　隆广（藤井隆广诊所）

山野　泰穗（秋田红十字医院消化病中心）

大塚　和朗（昭和大学横滨市北部医院消化中心）

大前　芳男（川崎幸医院消化病中心）

大森　靖弘（神户大学大学院医学系病理研究科）

加贺まこと（昭和大学横滨市北部医院消化中心）

樫田　博史（昭和大学横滨市北部医院消化中心）

工藤　由比（昭和大学横滨市北部医院消化中心）

仓桥　利德（和歌山医院内镜中心）

小林　泰俊（昭和大学横滨市北部医院消化中心）

笹岛　圭太（国立国际医疗中心消化科）

竹内　　司（竹内内科医院）

日高　英二（昭和大学横滨市北部医院消化中心）

山村　冬彦（昭和大学横滨市北部医院消化中心）

推荐者序

初次与工藤教授见面的时候，他还就职于新潟大学。在日本消化系内镜学会举办的有关大肠癌发育进展的研讨会上，年轻的工藤阐述了以 sm 癌的病理所见和临床经过为中心的研究结果，并从这些分析结果中强调指出对于 sm 癌来说应考虑 de novo 癌的存在，那时工藤青年饱满的精神状态至今仍不减当年。当年正值息肉癌化说席卷世界，所谓息肉癌化说就是"息肉（腺瘤）的先端部分开始癌化，进而癌灶蔓延引起蒂的浸润，然后随着缺血状态的进展，头端脱落从而形成了 2 型进展期癌"，这种说法在今日看来有些牵强附会，但在当时却被深信不疑。起初对于这种说法持怀疑态度的研究者也不在少数，但就当时的标本来说，如果想说明癌的发育过程，就应该证实"最多的早期癌（息肉癌）形成了最多的进展期癌（2 型）"这一假说才有说服力，虽说也主张 de novo 癌的存在，但"由于没有直接的证据仅靠想象的存在不能称之为科学的态度"，因此也就成了一面之词了。

后来，教授被调到秋田红十字医院不久，就发现了所谓的"想象的Ⅱc"，虽然让全世界都知道了 de novo 癌的存在，但由于其他的设施未一并开发出来，因此也曾一度被揶揄为"秋田病"或"工藤病"。但教授为了证明这种病变绝不是例外的存在，于是展开了深入而精密的研究，与此同时也培养了大批的结肠镜专家。这些可以称之为爱徒的专家们又继续培养出孙弟子、曾孙弟子，在这过程中Ⅱc 的存在不论在东西方，都已经明确其绝不是一种例外的病变。在综合其研究成果的过程中经过了许多的分歧，但大肠的 pit pattern 诊断可以说是这些研究结果的代表作。大概 20 多年前国立癌症中心就引进了纤维内镜的放大内镜，也曾尝试着对大肠病变进行放大观察。当时仅惊诧于观察到了绒毛腺瘤的美丽，却没有像现在一样进一步开展探究大肠肿瘤本质的工作。过了一段时间，也有人提出质疑为什么会形成这种 pit pattern，教授考虑到了为了把握微小的Ⅱc 型病变特征，实体显微镜的观察是不可缺少的，在对Ⅱc 型病变进行系统分析的过程中，虽然也将 pit pattern 形态与病变的肉眼形态及组织学所见相关联，但仅仅这样仍然不能用于临床诊断。于是，说服了被嫌弃的奥林巴斯光学（其纤维内镜几乎没有卖出去），着手研发电子内镜的放大内镜。综上所述，pit pattern 诊断以Ⅱc 的诊断为开端，只有掌握了Ⅱc（de novo 癌）的特征表象，才可以说再反过来去展开对大肠全体病变特征像的掌握。所以说这些成果都是教授对Ⅱc 病变倾注热情的结晶。

pit pattern 的区别可以总结为工藤分类法，但由于放大观察后所能观察到的微细表现实在太多了，所以后来大家又提倡追加了各种各样的 pattern，以至于在临床使用时多少产生了混乱。为此，2002 年，教授在厚生劳动省癌研究助学金资助下组织了一个研究班（关于阐明大肠肿瘤性病变腺口构造诊断学意义的研究班＝工藤班），主要致力于综合整理出一个能够得到国际上都认可的共识。结果，对于尚有异议的 V 型 pit 统一按照《箱根研讨会共识》进行处理。至此终于完成了 pit pattern 分类（普及版）。

本书正是按照这个共识介绍了 pit pattern 诊断的最新内容。pit pattern 诊断的意义在于使内镜所见与组织学所见一一对应成为了可能（＝不必要活检），另外，由于可以进行高效率的医疗，从而对医疗经济也有一定的贡献。从这个意义上说，pit pattern 诊断绝不是一时兴起，而是应该作为我国今后开展标准医疗的一项重要课题。所以不难想象本书可以作为这项课题的先行者。为了获得比现在更多的大肠内镜实践的成果，因此强烈推荐本书。

国立癌症中心东病院　院长

吉田　茂昭

2005 年 4 月

序

　　我年轻时就职于新潟大学外科，那时将息肉切除术作为常规诊疗，因此做了大量的工作。在这过程中收集到了大量的 sm 癌，于是 1984 年制定了 sm 癌的治疗方针，并以《大肠 sm 癌 sm 浸润分析和治疗方针——sm 浸润度分类》为题发表于《胃和肠》杂志（19 卷，1984 年）。这是 20 多年前大肠内镜刚刚起步时的事了。在这之后，我又报道了 Ⅱc 病变的研究结果（《Gastroenterol Endosc》，28 卷，1986 年），并于 1987 年在《胃和肠》杂志上发表了病例报告。

　　调到秋田红十字医院工作之后，所做的大肠内镜检查比在新潟时多出好几倍，因此继续发现了更多的 Ⅱc 型早期癌。我与当时年轻的同事一起进行 Ⅱc 型早期癌与其他早期癌病例的 pit pattern 分析，仅得出"Ⅱc 的 pit pattern 为小类圆形 Ⅲs pit"的结论。另外，在这些研究工作中，也明确了 de novo 癌的初期微小构造。因此常憧憬着在日常临床工作中对病变进行放大观察，无限的学习热情支配着我的心。但是在实际的日常临床工作中，仍然不假思索地进行着越来越多的息肉切除术。

　　这个时期，我们通过利用实体显微镜对病变表面微细结构进行观察，同时与病理组织学一一对应分析，从而研究 pit pattern 的分类。尤其是将癌指标的 V 型 pit 作为重点研究对象。为了能够确切地对癌做出诊断，我们将实体显微镜下 V 型 pit 病变处一一进行切片研究，如此重复病例，不断验证 pit pattern 的分类。另外，结晶紫染色的使用在当时虽说比较初级，但也是不断地向着放大内镜进行挑战。基于实体显微镜的 pit pattern 诊断（其与放大观察相关）的雏形大概始于 1990 年前后（1993 年出版的《早期大肠癌》中率先提出了 pit pattern 分类体系）。以放大内镜观察为基础的这种 pit pattern 诊断，通过我们的论文以及大肠 Ⅱc 研讨会的不断交流，逐渐推广到全国以及国外。

　　1993 年，我们与奥林巴斯公司共同研发的放大电子内镜 CF-200Z 问世了。但是初期的内镜由于镜身较粗、头端的硬性部较长，导致插入性较差。当时来秋田红十字医院进修的大部分年轻进修医，由于放大内镜插入太困难了，以至于他们回到当地医院就不怎么使用了。当时我有一种强大的危机感，那就是"pit pattern 诊断学将会消失"，于是我对他们发出号令"如果连你们都不继续做下去的话，那么世界上谁还会将 pit pattern 诊断学发展下去！"。在那之后，通过他们的努力，不但内镜插入技术达到了普通内镜那般水平，就连放大内镜也迅速地普及开来。同时也推动了厚生劳动省《关于阐明大肠肿瘤性病变腺口构造诊断学意义的研究》班（工藤班）的发起。值得庆幸的是，厚生劳动省将"既要高准确度的内镜诊断又要保持高质量的 pit pattern 诊断"作为学习目标。

　　大肠 Ⅱc 研究会及上述研究班以临床、病例数据为基础在全国范围内进行了数年的广泛讨论。pit pattern 诊断也就随之普及开来。我们当初所提倡的"比内镜诊断更准确，几乎近似于组织学诊断"的主张也逐渐被接受了。pit pattern 诊断能够被广泛认可只有一个原因，那就是 pit pattern 诊断比治疗方法的选择更重要。另外，也期待着能够使患者从中受益。目前各个国家也从 CF-160Z 开始（最近又出现了分辨率更高的 CF-260Z）逐渐探索更高精确度的诊断。

随着这种可喜事态的逐渐推进，另一方面，虽然在日常检查中进行 pit pattern 诊断，但由于各地区、各种医疗设备的不同，围绕着诊断用语及分类等会产生一些细微的差别。这在临床工作中是不可避免的，其解决方法不应该是机械的、硬性的统一。但是，从"基于治疗的诊断"这一本质性观点来考虑的话，临床专家绝对不希望治疗变得杂乱无章。因此无论如何应该避免各地区、各种设备间诊断标准的不统一。曾在 $\mathrm{II}\,c$ 附属研究会及班会议上就此问题反复进行过激烈的讨论，最后，V_I 型 pit pattern 和 V_N 型 pit pattern 的边界性问题仍存有异议。2004 年 4 月 3~4 日，在箱根举办了以明确 V_I 和 V_N 亚型为目的的箱根研讨会，并根据"箱根研讨会共识"明确定义了 V 型的亚分类。该共识的详细内容参照本书第一章。

自 1986 年起 pit pattern 诊断流行起来，并在世界上产生了巨大的影响。有这样一句话："在正确诊断的基础上进行适当的治疗"才是诊疗的王道。对于大肠内镜诊断学来说，我想 pit pattern 诊断就是作为王道而不断进步着。这种诊断学在不久的未来将作为 "endocytoscope" "endomicroscope" 而进入超级放大的世界。此时，将有 20 余年历史的大肠内镜诊断学的一部分写成本书发表，我感到非常高兴。今后还将对 pit pattern 诊断学继续进行新的研究。另外，本书仅仅是一个阶段性的总结，许多地方还希望根据 pit pattern 诊断的最新观点进行基础和实际的学习。归根结底还是要思考大肠肿瘤的发生及其发育进展的真理。

大肠癌是发生率最多的恶性肿瘤之一。有预测说 21 世纪中期，大肠癌将成为本国死亡率最高的肿瘤。这其中就需要避免没有意义的过度治疗，而应提倡专属治疗，从而进一步提高大肠肿瘤的诊断学。我很荣幸能够参与大肠肿瘤的 WHO 分类以及消化道内镜分类的巴黎分类，我将努力使 pit pattern 分类也明确记载到上述分类当中。也就意味着将其扩展为世界通用的分类方法。

最后，本书为"工藤进英 编著"，昭和大学横滨市北部医院消化系中心是我们一手成立起来的。但是对于我而言，最为珍贵的是我在秋田时期一起从事研究和临床的同事（也是我一生的好友），是他们的无私奉献促成了本书的骨架。他们在以下方面给予了帮助。

田村　智先生（高知大学光学医疗诊疗部）："pit pattern 的立体构造"。

坂下　正典先生（神户红十字医院消化科）："放大内镜的观察方法"。

寺井　毅先生（顺天堂大学消化内科）："放大内镜的操作及观察的训练""实体显微镜观察"。

河内　洋先生（东京都立驹込医院病理科）："pit pattern 和病理组织的对比"。

山野　泰穗先生（秋田红十字医院消化中心）："侧向发育型肿瘤（LST）的 pit pattern 特征"。

为我井芳郎（国立国际医疗中心消化科）："从 sm 癌到 mp 癌形态学的急剧变化"。

今井　靖（今井医院 . 静冈）："scratch sign 及逆喷射所见的典型图像"。

藤井　隆广（藤井隆广诊所 . 东京）："诊断浸润深度时的 invasive pattern"。

林　俊壱（林俊壱诊所 . 新潟）："SA pattern"。

佐野　宁（国立癌症中心东医院内镜部）："用 Narrow band imaging（NBI）系统诊断 pit pattern"。

当然，在此未列举出名字的其他同事的贡献我也不会忘记。不论怎样，20 多年前尚处于萌芽状态的大肠放大内镜诊断及 pit pattern 诊断，现在已远远地超出了我们当时的设想，已经在全世界范围内推广开来。期待着其会有更好的前景。

昭和大学横滨市北部医院消化中心

工藤　进英

2005 年 4 月

目　录

1 pit pattern 诊断的历史

a. 大肠放大内镜的历史

在消化道中开始使用"放大"内镜是在 20 世纪 60 年代后半段伴随着显微镜的发展而开始的，由町田制作所、奥林巴斯公司首先研制开发，最初的放大倍率是 5~20 倍。大肠专用的放大内镜是在 1975 年由多田等人率先研制出的 CF-MB-M（10 倍），随后在 1977 年由小林等人研制出 FCS-ML（30 倍），在 1979 年由多田等人研制出 CF-HM（35 倍）。另外，在 20 世纪 80 年代前期具有 170~200 倍率的"超"放大内镜已经试应用，与大肠检查直接相关的 CF-UHM（170 倍）也已经被研制出来，但是并未普及。这些放大内镜作为例行常规检查并不具有方向性，曾经被用作大肠息肉或者腺瘤的观察，但是它的实用性并没有得到认可。在这之后的一段时间里，放大内镜销售终止，与此同时开发研制也几乎全部陷入停滞的状态。

最近内镜迎来了从纤维镜时代到电子镜时代的过渡，CF-V10IZ（16~31 倍）也已开发研制成功。随着平坦型与凹陷型病变的发现，在常规检查中根据病变区域颜色的差异来鉴别 Ⅱc 型早期癌逐渐得到了重视，自然而然地根据放大内镜实行 pit pattern 的诊断变得更为重要。1993 年，奥林巴斯公司生产的变焦镜头式放大电子镜 CF-200Z 由我们大家共同开发研究，其在普通内镜所具有的全部性能基础上，通过上部的螺旋钮操作瞬间就可以得到 100 倍放大像，它的实用性也因此被迅速提升上来。通过放大内镜对病变表面微细结构进行诊断，特别是在对大肠疾病诊断的过程中被广泛的发展和应用，该技术得到了大范围的普及。但是，CF-200Z 镜身头端硬性部的长度、直径的粗细以及硬度等在大肠镜的操作性及插入性等方面尚存在问题。在同一时期，富士能公司研制出的高像素电子内镜也投入市场，既有定焦的机型，也有能够对病变进行一定倍数放大观察的机型。1999 年上市的奥林巴斯公司生产的 CF-240Z 大大改善了 CF-200Z 的操作性与插入性，同时还推出了细径的 PCF-240Z。这样，应用放大内镜进行常规检查基本上就畅通无阻了。直到 2002 年又推出了 CF-260Z，该型号内镜不仅能够得到更为清晰的放大影像，而且具备了硬度可变的性能。

b. 大肠 pit pattern 的历史

起初，放大观察是对切除后的固定标本进行实体显微镜的观察。这是 1960 年 Rubin 等在对小肠病变的报告中所提出的。Bank 等在用实体显微镜观察正常直肠黏膜的活检标本时，用到了"pit"这一表现。小坂在用实体显微镜观察 5 毫米以下的大肠病变切除标本时，根据腺口形态与排列形式的不同将微小隆起性病变的表面构造分为 4 型，即单纯型、乳头型、管状型、沟纹型。

最初对活体内大肠黏膜细微构造观察的尝试应该是丹羽等在 1965 年所报告的，直到 20 世纪 70 年代后期，随着大肠专用放大内镜的开发才真正地发展起来。

多田等以实体显微镜所见为基础，用放大内镜观察大肠隆起性病变的表面形状，在小坂所做的 4 种分型基础上又添加了两种分型，即混合型和不规整、无构造型，从而分成 6 型（在此之后又将乳头型和混合型两类去除，共分 4 型），早期癌的腺管开口大部分都是形态不规整的。五十岚等将隆起性病变的表面微细构造分为 TypeI（类圆形），Type Ⅱ（管状型），Type Ⅲ（沟纹型），Type Ⅳ（脑回型），Type Ⅴ（不规则型）5 类，Type Ⅴ 没有结构，与癌巢的描述一致。初期的研究只是针对隆起型肿瘤性病变而言的，与表面型相关的资料未见报道。

西尺、江藤等在对大肠切除标本及行政解剖尸体的研究中将 "pit pattern" 分为 7 种类型。他们报告了用实体显微镜观察到的 Ⅱb、Ⅱa 微小表面型早期癌症所见，指出微小癌的腺管开口消失，表面没有构造。笔者在小坂、多田等人的分类基础上将凹陷型 de novo 癌的 pit pattern 分型中加入Ⅲs 型从而成为 5 型分类，根据Ⅲ型腺管开口的大小（与正常腺管相比）分为Ⅲ$_L$和Ⅲ$_S$型，这就是新的 pit pattern。20 世纪 90 年代随着放大电子镜的开发研制成功，这种分类方法在活体内也能够应用起来，对于凹陷型病变诊断的重要性也迅速得以提高并普及开来。pit pattern 的分类历史对比如表 1-1 所示。以放大内镜为基础的 pit pattern 分类方法在国际范围内大面积普及并形成了全世界统一的分类类型。

表 1-1　从历史的角度进行 pit pattern 的分类比较

Pit 形态	小坂 1975	多田 1978	五十岚 1981	工藤 1990
圆形	单纯型	圆形	Type Ⅰ	Ⅰ型
乳头~ 星芒形	乳头型			Ⅱ型
小型类圆形				Ⅲ$_S$型
大型类圆形 ~管状型	管状型	管状型	Type Ⅱ	Ⅲ$_L$型
脑回状	沟纹型	沟纹型	Type Ⅲ~Ⅳ	Ⅳ型
不规则~ 无构造		不规则型	Type Ⅴ	Ⅴ型

c. Ⅴ型 pit pattern 的亚型分类及其变迁

Ⅴ型是不规则、无构造型的总称，被认为是发现癌症的指标。将 pit pattern 中明显显示出的大小不同、排列混乱、不对称 pit（back to back, gland in gland 等）的不规则性称为 amorphism 或 amorphous sign（+），为内镜或者实体显微镜下重要的癌症所见。另外需要强调的是 amorphous sign（−）的Ⅲ$_L$型 pit pattern 的小病变基本上不会发展成癌。无构造的Ⅴ型腺管开口病变多为 sm 癌，amorphous sign（+）病变多半为 m 癌或者是高异型性腺瘤，这对癌的诊断很有用。因此Ⅴ型则为癌的腺管开口表现，其又分为以下两种亚型，即 V$_A$ 型（amorphism）和 V$_N$ 型（non-structure）。

表 1-2　V型 pit pattern 亚型分类的变迁

	不规则	无构造
工藤	V_A	V_N
鹤田	V_I	V_A
2001 的共识	V_I	V_N

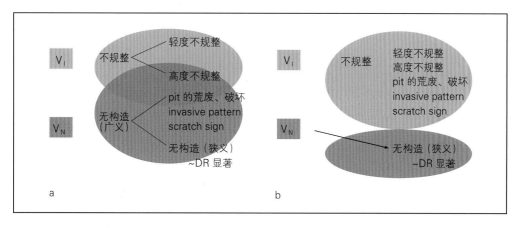

图 1-1　V型亚型分类的变迁

　　鹤田等将V型分为V_I亚型与V_A亚型，其中V_I型：腺管开口不规整、不规则，V_A型：pit 的数量减少、无构造或者接近无构造。藤井等人在同一时期将其分为V_I和V_N两个亚型。这些亚型分类是将同样的分型命名为不同的名称；与之相反的，也有用同一名称但表示不同类型的现象，这很混乱。因此，2001 年，在《早期大肠癌》杂志的座谈会上统一将V型亚型分类中不规整、无构造的 pit pattern 分别命名为V_I和V_N亚型（表 1-2）。

　　一方面，藤井等人在 1999 年左右提倡将 pit pattern 的分类单纯化，2001 年左右提出将V_I型的一部分与V型以外的 pit pattern 归纳为 non-invasive pattern（Non-inv），将V_I型的另一部分与V_N型列为 invasive pattern（Inv）这两个临床类型。但是，所谓 invasive 的表现为病理学所见，依笔者之见，他们所谓的 invasive pattern 中大多数都是隆起型的 m 癌，不能作为 sm 癌诊断的明确指标，从这点来看这种分类方法在某种意义上仍值得商榷。

　　2002 年，日本厚生劳动省的《关于阐明大肠肿瘤性病变腺口构造诊断学意义的研究》班（工藤班）成立了。目的是通过实例来明确 pit pattern 的特征变化，同时阐明其诊断学意义，并确定国际通用的分类标准。在工藤班会议上通过讨论或调查问卷的形式，就V_I型、V_N型的定义以及界限、并就其微小的区别而明确细致地区分开来。另外即使并非完全无构造，仅有很少部分的 pit 荒废的无构造区域的病变，最后诊断为 sm 深部浸润癌的也很多，这种腺管开口也将其划分为V_N型（图 1-1a）。但是V_N型 =non-structure；与所谓的无构造用语有微细的差别，所以初学者或者外国人理解起来有一定的困难。

　　因此以V型 pit pattern 的亚型分类统一为目标，2004 年 4 月 3~4 日，"箱根 pit

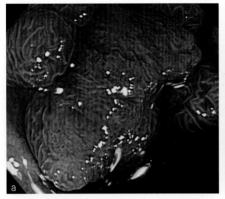
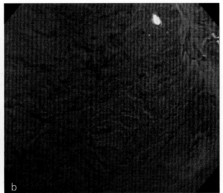

图 1-2　V_I 型的典型像

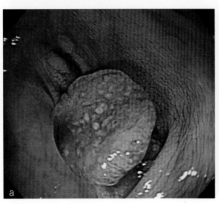
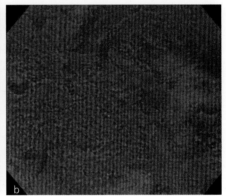

图 1-3　V_N 型的典型像

pattern 学术研讨会 " 召开了。在会议上取得了统一意见，如图所示（图 1-1b）。

① V_I 型为不规整腺管构造。

② V_N 型为具有明确的无构造区域。

③ 作为 sm 癌的诊断指标 invasive pattern，具有高度不整腺管开口群，最好附注有无 scratch sign。

如上，V_I 型中也包含 sm 深部浸润癌，关于如何在 V_I 型中发现 sm 深部浸润癌所见则需要进一步积累经验。

依照"箱根学术研讨会"所取得的一致意见，与以前的种种分类方法进行比较后，能够使初学者更好更简单地理解分类。另外，V_N 型成为了 sm massive 癌症的明确诊断指标。这些一致性意见的取得为大肠 pit pattern 带来历史上新的起点。pit pattern 自内镜技术先进的日本开始向世界范围内推广，它成为大肠诊断中的核心方法应该是历史的必然吧！在医疗的原点上应用合适的治疗方法就是诊断学的巨大进步，从今往后的数十年里，将会带来更大的变化（图 1-2，图 1-3）。

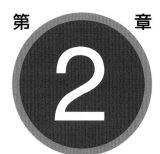

pit pattern 分类的基础

1. 从解剖学的立场看大肠的 pit
——pit 是什么？

a. pit 是什么？

"pit" 是大肠肿瘤表面的什么东西呢？要想从这一点深入了解，首先从解剖学方面予以阐述。

b. 大肠正常黏膜中的陷凹

正常大肠没有绒毛构造，在黏膜固有层有无数深的管状陷凹。陷凹内部能够看到 absorptive cell（吸收细胞），goblet cell（杯状细胞），endocrine cell（内分泌细胞），而且陷凹的中央能够看到腺管的开口部，从陷凹的表面观察，能够看到小凹陷。换言之，大肠黏膜表面放大观察后，陷凹呈现为大致同等大小的类圆形，中央凹陷并且呈等间隔分布状态，如图 2–1 所示。陷凹的黏膜表面呈现出环形山样的陷凹，陷凹开口部位的形状似鱼口。陷凹与陷凹之间的区域能够看到黏液分泌细胞。"pit" 则为能看到的陷凹的开口部。

"pit" 这一词语在 stedmans 医学大辞典中是"表面的小窝"的意思。换句话说，在大肠肿瘤诊断中使用"pit"是显示大肠黏膜陷凹的开口部分（能够看见凹陷的部分）。陷凹的开口随着周围黏膜形态的变化而产生各种各样形态学的变化，应用这些形态变化来进行诊断就是所谓的"pit pattern"诊断。

黏膜面的表面构造随着各式各样的外部刺激而呈现出多种变化。它们各自的组织形式如图 2–2 所示。既有物理性的表面刺激也有细菌感染引起的炎症，也有由非特异性炎症而引起的表面构造的种种变化。但是，大肠黏膜的组织像与胃相比能看到的炎症比较少。因此，pit pattern 不破坏组织就能够实行观察。根据上述条件，肿瘤的 pit pattern 诊断已经成为可能。对于胃来说，炎症细胞浸润的现象比较常见，多数情况下呈现出慢性炎症的表现。黏膜面发生炎症，就会使上皮的腺管构造发生一些杂乱的变化，从而使表面微细结构发生变化。但是，在大肠中，溃疡性结肠炎之类的诊断采用"pit pattern"方法变得很困难。与胃不同的是，通常情况下大肠没有炎症，而且，影响表面构造的因素也很少，因此能够完成 pit pattern 的诊断体系。

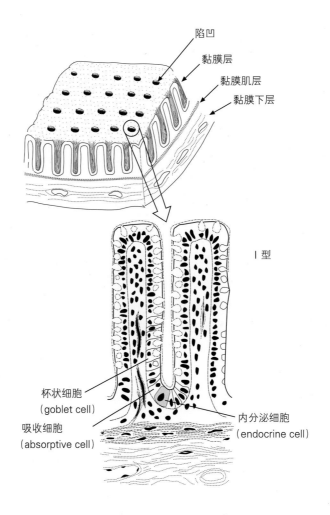

图 2-1　正常的黏膜构造

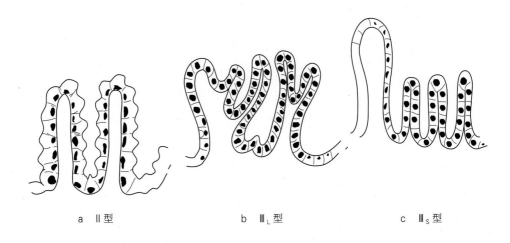

图 2-2　pit 的组织像（模式图）

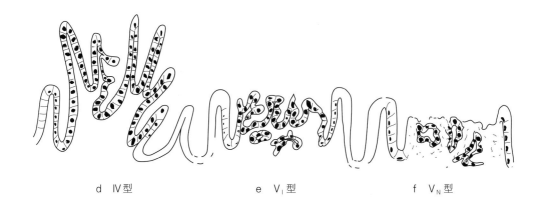

d　Ⅳ型　　　　　　　　　　e　Ⅴ_I型　　　　　　　　　　f　Ⅴ_N型

图 2-2（续）

c. 基本的 pit pattern 与组织像

　　用放大内镜观察腺管开口部的形态，也就是"pit"的形态，从而诊断肿瘤与非肿瘤，并进一步对癌的浸润深度等进行判断的诊断方法称为 pit pattern 诊断。对于进行病理组织诊断的病理医生来说，其首要任务为通过观察大肠壁的层级构造来判定癌的浸润深度，因此将标本做成垂直断面。而在 pit pattern 诊断中，则是观察肿瘤的表面构造，即在所谓的水平断面中观察，从病理学角度出发，开始时一定会觉得非常不适应。

　　但是，我们最初在提倡 pit pattern 时，将通过放大内镜进行的 pit pattern 诊断与通过实体显微镜进行的病理组织学诊断做了详细的比较研究，病理方面也将病理组织学图像与 pit pattern 图像进行了 1 对 1 的比较研究。在正常组织标本中，黏膜凹陷的部分，从陷凹表面观察通常为圆形（Ⅰ型 pit）（图 2-3）。黏膜组织增生后，病理学上 pit pattern 会形成锯齿状改变，从水平断面观察可以看到类似星星一样的星芒状（Ⅱ型 pit）（图 2-4）。形成肿瘤性病变以后，上皮出现腺管与腺管融合性改变，产生 budding 之类的异型构造。上述变化形成之后腺管开口部的形态也发生了变化，大小也明显不等，即使是很小的变化也能够观察到。像这些变化，就是管状型 pit 的表现（Ⅲ_L 型 pit）（图 2-5）。此外，在全层范围内也会出现短的单一腺管发育构造，这就是呈现出的小型类圆形 pit（Ⅲ_S 型 pit）（图 2-6）。

　　另外，上皮形成绒毛状增殖的时候，陷凹变得非常模糊，从表面很难观察到开口部。在这种情况下，观察表面构造的时候，可以从绒毛与绒毛之间缝隙（或沟？）处观察。这种构造呈现为脑回状 pit（Ⅳ型 pit）（图 2-7）。Ⅳ型 pit pattern 与Ⅲ_L 型接近，又可分为具有明显分支的Ⅳ_B 型（B：branch）和具有绒毛状构造的Ⅳ_V 型（V：villous）这两个亚型。

　　在黏膜内确认癌腺管后，pit 排列出现紊乱，并且变得不规则（Ⅴ_I 型 pit）（图 2-8）。随着癌腺管从黏膜层向黏膜下层浸润，黏膜层的构造被破坏，黏膜下层露出于表面。黏

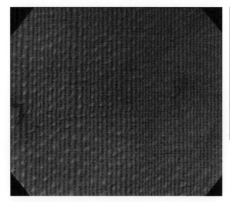
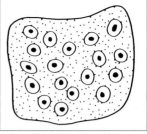

图 2-3　Ⅰ型 pit：圆形 pit

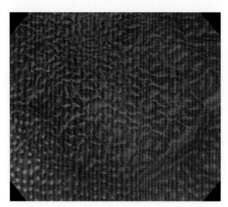
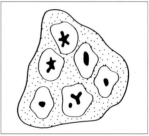

图 2-4　Ⅱ型 pit：星芒状 pit

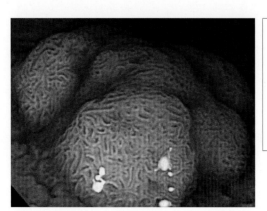
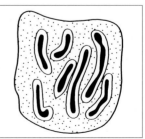

图 2-5　Ⅲ_L型 pit：管状型 pit

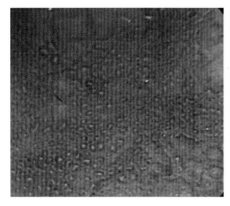
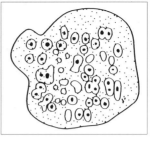

图 2-6　Ⅲ$_S$ 型 pit：小型类圆形 pit

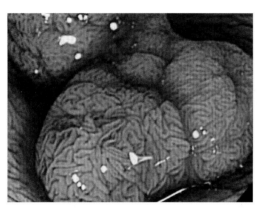
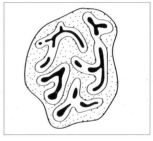

图 2-7　Ⅳ型 pit：树枝状，脑回状 pit

膜下层露出处，能够见到明显的间质反应（desmoplastic reaction；DR）。而且一些大型的异常腺管可以零星地表现出来。形成这样的情况以后，表面的腺管开口部也就是 pit，基本上观察不到了。pit 的消失就意味着癌症向黏膜下层浸润生长了（V$_N$ 型 pit）（图 2-9）。

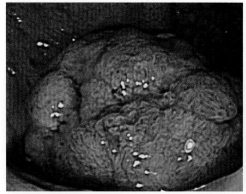
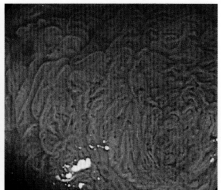

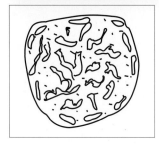

图 2-8　V$_I$ 型 pit

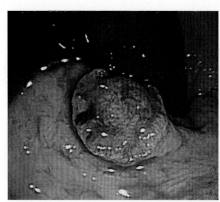
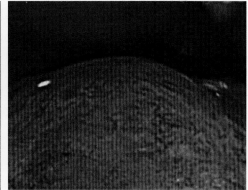

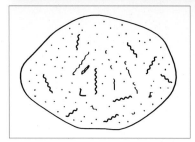

图 2-9　V$_N$ 型 pit

2. pit pattern 的立体构造

a. pit pattern 与腺管构造

对与 pit pattern 相对应的腺管三维构造采用分离单个腺管的手法进行研究，并围绕着腺管的立体构造与其特征进行讨论。

b. pit pattern 与对应腺管的三维构造

内镜或者外科手术切除的标本，福尔马林固定后经实体显微镜进行观察，在切割之后，为了观察对应的腺管而分离 pit pattern 部分。检查所采取的标本，是在不影响腺瘤或者 m 癌的病理诊断的部位进行的（pit pattern 完整且均匀一致的边缘等部位）。腺管的分离采用盐酸消化法。

下面列出了与 pit pattern 分类各腺管开口形态相对应的实体显微镜像和扫描电子显微镜像。

Ⅰ型 pit pattern 所对应的正常腺管表现为表面光滑的试管状，没有分枝或者结节（图 2–10）。

Ⅱ型 pit pattern 所对应的增生性腺管，形成了腺颈部宽大、腺底部（与黏膜肌层相接触的位置）纤细的倒三角形样，或者说从腺底部开始形成了分枝状，但其表面光滑，没有结节（图 2–11）。

Ⅲ_L 型 pit pattern 所对应的肿瘤腺管呈现出倒三角形或者舌状，与Ⅰ型和Ⅱ型对应的腺管相比，表面凹凸很明显，也可以看到具有小结节或者是凹凸明显的腺管（图 2–12）。

Ⅲ_S 型 pit pattern 所对应的肿瘤腺管，与Ⅰ型或者Ⅱ型所对应的腺管相比略有些粗，但也是没有分枝或者结节的单一腺管，腺底部头端较细并呈弯曲状（图 2–13）。

Ⅳ型 pit pattern 所对应的肿瘤腺管，其腺口形态伸长并伴有分枝，腺管表面粗糙并伴有很多结节（图 2–14）。

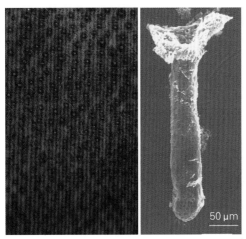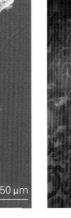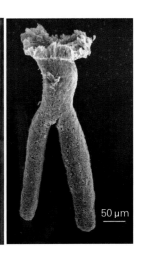

图 2–10　Ⅰ型 pit pattern 与单个腺管三维构造　　图 2–11　Ⅱ型 pit pattern 与单个腺管三维构造

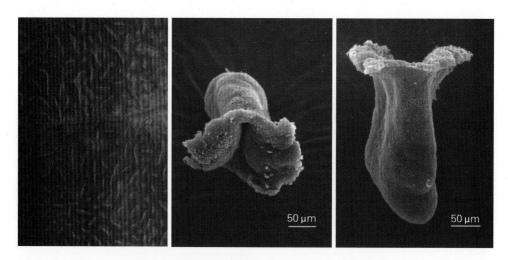

图 2-12　Ⅲ∟型 pit pattern 与单个腺管三维构造

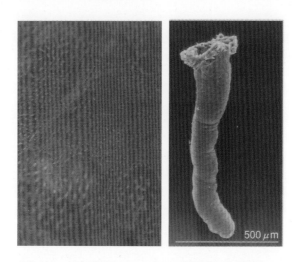

图 2-13　Ⅲs 型 pit pattern 与单个腺管三维构造

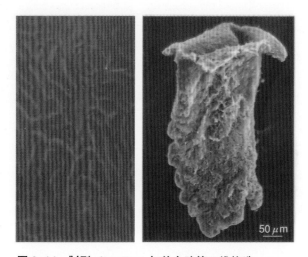

图 2-14　Ⅳ型 pit pattern 与单个腺管三维构造

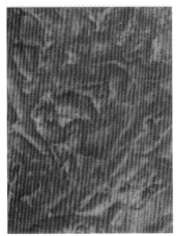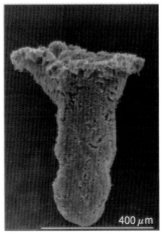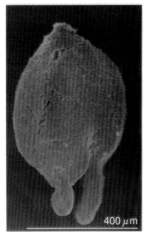

图 2-15　V_1 型 pit pattern 与单个腺管三维构造

V_1 型 pit pattern（提示为 m 癌的不规整的腺口形态）所对应的腺管，呈现出各式各样的形态，缺乏统一性，由各种形态"奇怪"的腺管集合而成（图 2-15）。

pit pattern 的分类，能够很好地与病理组织学诊断相互对应，从这一点来看，其在日常诊疗中是非常有用的。并且，pit pattern 所对应的单个腺管的三维构造具有其各自的特征，如果在内镜诊疗中能够做出 pit pattern 诊断，那么就可以推测出构成病变的腺管三维构造以及病理组织像。

专栏

诊断学的王道

　　诊断学简单地说无非是从病变表面的凹凸、大小、颜色之类等推断出组织为何种病变。对于可疑的部位可采取活检或者是息肉切除进行病理的诊断。

　　放大内镜可能是与病理诊断最接近的诊断方法，从现有的技术来说是诊断学的王道。

3. pit pattern 与普通内镜观察 ────────◀

一直以来，内镜诊断通过观察组织形态、大小、有无凹陷、有无颜色差异和有无各种凹凸等，来进行组织诊断以及深度的预测。但是 pit pattern 诊断能够详细地观察表面的微细结构（如腺管口的形态），并不是根据组织标本切面进行深度诊断，而是从水平断面得到组织图像，是一种精度很高的诊断方法。即使不使用放大内镜，在某种程度上也可以进行 pit pattern 诊断。

所以，对于那些没有配备放大内镜的内镜检查医生来说，如果想要踏上 pit pattern 诊断之路，必须要清楚普通内镜能够诊断到什么程度，以及仅仅应用普通内镜所做的诊断其局限性在哪里，这是本章所要阐述的。

现在的普通内镜较以前的内镜有较高的分辨率，所以即使没有放大内镜的功能，也可以观察 pit pattern。但是，在拥有放大内镜的情况下，可以将放大内镜观察到的 pit pattern 和实体显微镜观察 pit pattern 结合起来研究，并在实体显微镜下进行切片、制作组织标本，这样的流水作业不是很自然的吗？也就是说，从普通内镜所见开始"普通观察→pit pattern 观察→macro 诊断→micro 诊断"这样一种连续性的诊断，正是因为使用了放大内镜，才能够得到高精确度病变图像的。但是，对于内镜医生来说，通过上述的对比，即使只使用普通内镜，也能够观察 pit pattern，对于 micro 所见和组织图像也能大致推测出来。同样的，通过 pit pattern 观察，使从普通观察到 macro 这一连续性诊断过程可以高精确度地进行下去。

普通内镜图像←──→ pit pattern ←──→ macro 图像的关联对于新时代的普通观察是极其重要的。基于这个意义，现阶段对于那些因为各种理由不使用放大内镜的内镜医生来说，学习 pit pattern 诊断也是具有重要意义的。

a. 普通内镜观察下的 pit patten

1）Ⅰ型 pit pattern

呈现正常的类圆形的 pit pattern，为正常腺管、炎性腺管或增生腺管的图像（图2-16a）。靛蓝胭脂喷洒图（图 2-16b）、结晶紫染色（图 2-16c）也可见类圆形的 pit pattern 像。普通观察在某种程度上也可以观察到，但是不规整的腺管和小型的Ⅲ_L 型却很难区分。用普通内镜可以诊断癌周围非癌黏膜和黏膜下肿瘤的正常黏膜部位，这一点在检查的时候或在确定肿瘤范围的时候十分重要。

2）Ⅱ型 pit pattern

呈现星芒状的较大的 pit pattern 像，组织学上称之为增生性病变，特征为内部呈现厚的星芒状的 pit 形态结构，在某种程度上可以进行诊断。但是，只用普通内镜检查与Ⅲ_L 型很难作出正确的鉴别。

3）Ⅲ_L 型 pit pattern

是由比正常 pit 像大的管状型的 pit 组合而成，一般是腺管腺瘤管状发育的特征表现。即使不用放大内镜，通过喷洒靛蓝胭脂（图 2-17a）、结晶紫（图 2-17b）染色等也可以

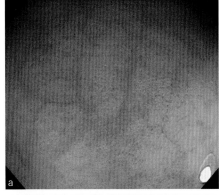
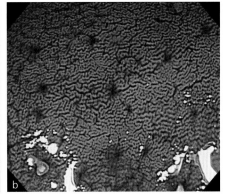
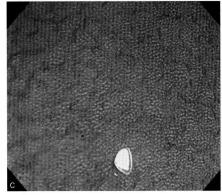

图 2-16 普通内镜观察下的 I 型 pit pattern

a 普通内镜图像。
b 喷洒靛蓝胭脂图像。
c 结晶紫染色图像。

观察到管状型的腺管构造。但是如果不使用放大内镜很难和轻度不整的 V_I 型进行鉴别。

4）Ⅲs 型 pit pattern（图 2-18）

表现为小型管状或类圆形的 pit pattern 像，是由比正常腺管开口小的 pit 组合而成，是凹陷性肿瘤的基本表现，经常伴有 V_N 型的 pit pattern，是 de novo 癌的图像。Ⅲs 型 pit 没有分支，而是较矮的全层性的直腺管。但是Ⅲs 型通常很难观察，经常被认为是无构造的 pit。因此放大倍数低时Ⅲs 型的 pit 判定很难。

5）Ⅳ型 pit pattern（图 2-19）

呈现沟纹型、树枝状、脑回状的 pit pattern 像。脑回状实际上并不是 pit，而是分叶沟，为了方便将其称为Ⅳ型 pit pattern 像。Ⅳ型像通常见于 Ip、Isp、Is 等较大的隆起，长的不整齐的珊瑚状构造（Ⅳv 型）是 villous tumor 的特征所见。这些Ⅳ型 pit pattern 像用普通观察也能诊断。但是，Ⅳv 型常伴有 sm 癌，是否伴有 V_I 型、V_N 型还需要更详细的观察。

6）Ⅴ型 pit pattern

V_I（irregular）型像可以看到大小不等、左右排列非对称的 pit 像或异常分歧、排列杂乱等现象，从病理组织像可见表层腺管的异常构造。也就是说，对应着保留了部分组织构造的 m 癌或 sm 微小浸润癌。

V_N（non-structure）型像，由于癌组织向 sm 深部浸润，所以在病变表层可以看到间质反应（desmopastic reaction；DR）。DR 明显的部位，由于癌巢表层的腺管密度低，在观

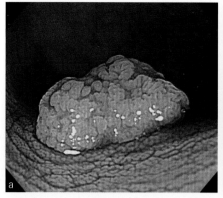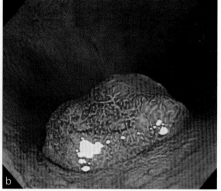

图 2-17　普通内镜观察下的 Ⅲ∟ 型 pit pattern

a　喷洒靛蓝胭脂图像。

b　结晶紫染色图像。
　　不使用放大观察，只用近景图像也可进行 pit 诊断。

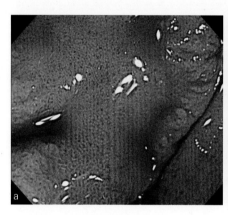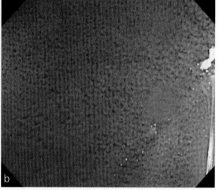

图 2-18　Ⅲs 型 pit pattern

a　喷洒靛蓝胭脂图像。普通内镜观察，病变内部的 pit 既有可以辨认的部分，也有一眼看上
　　去就无构造的部位。

b　放大内镜观察像。用普通内镜观察到的无构造区用放大观察可见 Ⅲs 型 pit pattern。

察表面构造时，可以看到无构造或是接近无构造的 pit pattern 像。这种表现反映了 sm 浸润癌巢的显露或癌巢表面荒废，以及异常间质等的组织像，因此与 sm 深部浸润癌相对应。V_N 型 pit pattern 的判定在浸润深度诊断方面极其重要。

　　V 型诊断，用普通观察不能很好地判定，必须用放大内镜观察。在鉴别 V_I 型和 Ⅲ∟型以及最重要的 V_N 型诊断时用普通内镜观察比较困难（图 2-20）。

　　pit pattern 诊断用普通观察可以判断 Ⅰ 型、Ⅲ∟ 型、Ⅳ 型。但是，V 型 pit pattern，特别是 V_I 型、V_N 型精确度较高的诊断，对于肿瘤的良恶性判断以及深度的预测都是必不可少的。

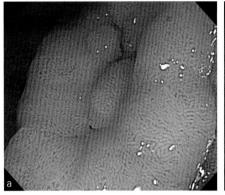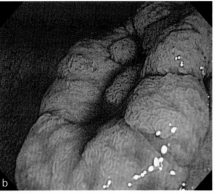

图2-19 普通内镜观察下的Ⅳ型 pit pattern

a 普通内镜图像。
b 喷洒靛蓝胭脂图像。
   近景像可以进行 pit 诊断。

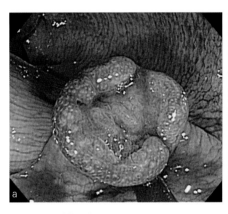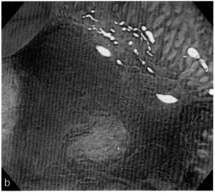

图2-20 V_N 型 pit pattern

a 喷洒靛蓝胭脂后的普通内镜观察像。凹陷周围隆起的部分是 I 型的 pit pattern 像，凹陷内
   部 pit pattern 的判定很难。
b 龙胆紫（pyoctanin）染色后放大内镜观察。凹陷内部放大观察无构造，判定为 V_N 型 pit
   pattern。

综上所述，具备放大内镜 pit pattern 诊断知识、并能够与组织学进行对比的普通内镜观察方法，是现代内镜诊断必不可少的。希望参考本书能够提升普通观察的精确度。

┌─ 专栏 ─

普通内镜 pit pattern——通过树木看森林

"只见数木，不见森林"的古训，应用到内镜方面时，如果看习惯了木 =pit pattern，也就能很好地判断出森林的状态。也就是说如果具备了 pit pattern 的知识，对普通内镜的影像也能够更加正确地判读，可以推测病理结果。所以现在如果将诊断方式进行熟练化，那么就能达到看了森林连树也能够准确地推测出来的程度。

4. 放大内镜的观察方法

a. 普通内镜观察 pit pattern

现在如果用高分辨率的电子内镜，即使不升高放大倍数也能够判别 I 型、III$_L$ 型、IV 型等正常的 pit pattern 图像（参照前项）。也就是说，即使不使用放大内镜也可以充分地进行肿瘤和非肿瘤的鉴别或腺管腺瘤、绒毛腺瘤等的诊断。

通过普通放大倍数分析病变表面微细结构的能力也很重要。但是，在 I 型和 II 型的鉴别，III s 型、V$_I$ 型的判定和 V$_N$ 型的诊断方面，如果不使用放大内镜，是很难进行正确诊断的。

b. 放大内镜机器的原理和观察的基本要领

近年来内镜的发展是非常显著的，以奥林巴斯公司制造的 EVIS LUCERA 系列为代表，具备多色彩高性能的新型内镜机器开始发售。其中放大内镜对于大肠疾病的有用性，目前已经为许多文章所报道，并且已经运用到实际常规检查中。

放大内镜的放大构造即在对物光学系统内安装了焦点可切换的装置，在位于内镜前端的物镜某一处设有可以变换焦点位置的可动镜头，随着这个可动镜头的前后移动，内镜图像则可以在光学上实现广角和窄角之间的转换（光学镜头），广角可以观察病变的深度状态，窄角则可以提高放大倍率。与此相对，电子内镜的图像也可通过电子方式实现放大变换功能（电子镜头）。现在 EVIS LUCERA 系列通过高分辨率 CCD 的配备成为电子镜头，能够容易地调换焦点，由于同时配备了可放大约 70 倍的光学镜头和电子镜头，实际上可进行 100 倍以上的放大观察。

另外，活用显微技术开发的超小型调节器（图 2-21），将其放在内镜前端，通过电动控制这个调节器，从而实现了使可动镜头直接转动而成为电动镜头。进而可以利用脚动开关（图 2-22）实现放大操作，这也是操作性上的一个进步。

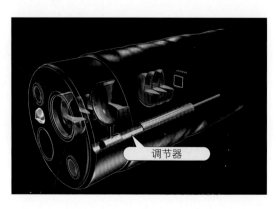

调节器

图 2-21　调节器

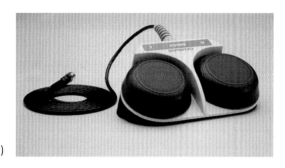

图 2-22 脚动开关（MAJ-574）

表 2-1 内镜诊断的流程

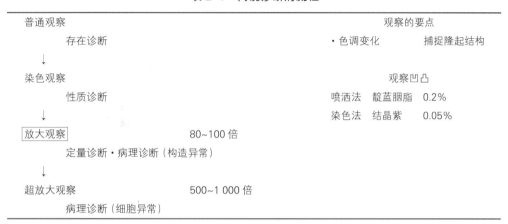

普通观察	观察的要点	
存在诊断	·色调变化　　　　捕捉隆起结构	
↓		
染色观察	观察凹凸	
性质诊断	喷洒法　靛蓝胭脂	0.2%
↓	染色法　结晶紫	0.05%
放大观察　　　　80~100 倍		
定量诊断·病理诊断（构造异常）		
↓		
超放大观察　　　　500~1 000 倍		
病理诊断（细胞异常）		

早期，大肠放大内镜与普通内镜相比，由于其插入困难、操作性差等方面而将其归入大肠内镜特殊检查中。然而从 CF-200Z 系列开始，以及不断改良的 240Z、260Z，已经完全解决了插入性、操作性的问题，图像的分辨率也得到飞跃的进步。并可通过电钮操作瞬间将图像放大 100 倍。基于这一点，放大内镜观察，可以被所有大肠内镜检查的术者所应用，并且也成为了一种常规检查。今后可能会出现更简便的放大内镜。

通过对大肠病变表面构造的放大观察，则可以辨认腺管开口处的模样，也就是 pit pattern。通过观察 pit pattern，即使不做活检也可能判断出实际的病理组织图像。以往的内镜诊断体系为：通过病变的色调、表面性状及硬度等方面来推断病变的组织学图像。目前在此诊断体系上更进一步，形成了通过观察病变表面客观结构从而进行显微镜水平的诊断体系。

c. 放大内镜观察的实际

在我们的实际诊疗中，进行内镜诊断的程序如表 2-1 所示。以下是基本内容。

1）普通观察

①存在诊断

表面型：略呈红色或褪色。

隆起型：隆起，或息肉。

表 2-2　sm 癌的指标——普通观察

空气变形	通过使肠管内的空气量发生变化，观察病变的形态变化
	空气量减少，病变呈明显的凹陷型，则为空气变形阳性
	空气变形所见是 m~sm 癌的指标。如果病变处没有形态变化，只有周围正常黏膜发生改变则可以认为是 sm massive 癌
圆形变形	二级结构，polyp on polyp 正圆形所见为 sm massive 癌
白斑	位于直肠、乙状结肠左侧的多数为 sm 癌
凹凸不平	金平糖样的凹凸不平
明显的凹陷	有明显的凹陷
凹陷内隆起	凹陷内局部有明显的隆起，Ⅰs+Ⅱc 型都是 sm 癌
皱襞集中	从多方向集中
	大的病变常可看到正常黏膜皱襞平行伸入其中，这不属于皱襞集中现象

表 2-3　根据 pit 的诊断

Ⅰ，Ⅱ型	非肿瘤
Ⅲ$_L$型	良性肿瘤
Ⅲ$_S$型	de novo m 癌
Ⅳ型	腺瘤~sm 癌
Ⅳ$_B$型	管状绒毛腺瘤
Ⅳv 型	绒毛腺瘤
V$_I$型	m，sm 癌
V$_N$型	sm massive 癌

　　病变的发现很重要，特别是以Ⅱc 型为代表的表面型早期癌的存在诊断，依据各医师心目中既定的早期癌变图像的不同而有很大差异。

　　②性质诊断

　　仅根据病变大小或肉眼形态、表面性状等方面来进行肿瘤和非肿瘤的诊断、良恶性的诊断在某种程度上来说是比较困难的。

　　"普通观察后立即活检或行内镜治疗的诊断治疗体系"，往往造成息肉过度治疗。为了避免这种情况，根据色素内镜、放大内镜所见而进行高精确度的诊断非常必要。在病变性质诊断中，能够发现 sm 癌的所见是极其重要的（表 2-2）。

2）色素观察

　　放大观察病变的凹凸结构。色素观察在病变性质诊断方面是不可缺少的。通过色素内镜观察到的 sm 癌特征如下所示：

　　·深凹陷，溃疡。

　　·不规整凹陷：平面不整的是 sm 癌，星芒状不整的是 m 癌。

　　·凹陷内隆起，Ⅱa+Ⅱc，Ⅰs+Ⅱc。

3）放大观察

　　进行病变定性、定量的病理学观察。从 pit 所见而进行的组织学诊断要点如表 2-3 所示。

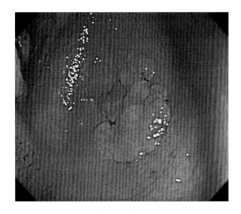

图 2-23　普通内镜观察

水洗后观察病变。

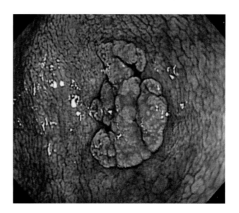

图 2-24　靛蓝胭脂染色图像

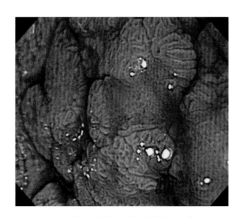

图 2-25　喷洒靛蓝胭脂后放大观察

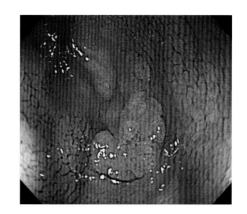

图 2-26　靛蓝胭脂观察后经水冲洗

以下是针对各种观察的具体说明：

①普通观察：普通观察确定病变的存在。经水冲洗以去除病变表面的黏液，仔细观察普通图像（图 2-23）。

②喷洒色素：用 0.2% 靛蓝胭脂染色，能清楚地观察病变的界限、表面的凹凸不整、有无凹陷等。这些用普通倍率仔细观察（图 2-24）。

③放大观察：提高倍率进行放大观察（图 2-25）。

④染色：仅利用靛蓝胭脂这种对比染色法不能很清晰地观察 pit pattern 时，可用 0.05% 的结晶紫（龙胆紫）染色。染色之前再次水洗，以除去靛蓝胭脂及黏液等（图 2-26），然后再进行染色（图 2-27）。

⑤放大观察：提高倍率进行放大观察（图 2-28）。

d. 放大内镜观察时的具体要点

放大观察时可通过脚动或手动来调整焦距，无论用哪种，都要根据术者的判断速度来调整。放大观察有以下几点需要牢记：

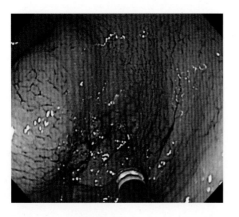

图 2-27　结晶紫染色

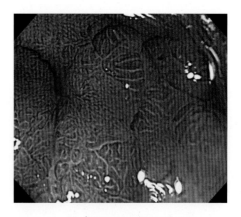

图 2-28　结晶紫染色后的放大观察

①充分清洗病变部位。

②开始时通过喷洒靛蓝胭脂来观察 pit（Ⅰ型、ⅢL型、Ⅳ型的诊断，仅用撒布法就足够了）。

③怀疑是表面型Ⅲs型、VI型、VN型的时候，用结晶染色法仔细观察 pit。

④注意鉴别黏液附着时的不染色和无构造 VN 型的区别。ⅰ）黏液附着时用水冲洗使之尽量变薄；ⅱ）黏液附着时多数情况可以透过黏液看到 pit；ⅲ）pit pattern 观察时要尽量判断不染色区域的界限部位。

通常情况下，VN 型周围常呈现不规整的 VI 型，多数认为是 scratch sign。另外，没有 amorphism 的ⅢL型突然出现非染色区域时，VN 型的可能性很小。很可能是有黏液附着，应仔细观察。

⑤隆起型要注意有死角，Ⅳ型中即使未观察到 VN 型，但要注意也有 sm 浸润的可能。

⑥Ⅳv 型 villous 所见为浅的 pattern 像时，癌、sm 癌的可能性很高。

另外，要注意在观察时进行正确的诊断，要点如下所示：

ⅰ）放大时，不是迅速增加倍率，而是逐渐增加。同时，逐步地接近病变，使之正好对上焦距。

ⅱ）水洗时使用的水要混有少量的消泡剂。这样观察时可以避免小气泡的干扰。另外直接对病变强有力的喷水可造成病变部位出血，从而影响观察。因此，冲洗病变的时候，应适当地掌握水流的强弱。或者，在病变周围的正常部位喷水，利用水的流动性来清洗病变的表面。

ⅲ）平坦凹陷病变，凹陷内的黏液仅用水不能除去时，可以加入蛋白酶以去除。

ⅳ）喷洒靛蓝胭脂观察凹陷型病变时，如果色素量过多，则很难辨别凹陷的性状，并且也很难观察凹陷内的 pit pattern。因此，可以通过调节靛蓝胭脂的稀释倍数或喷洒量来进行观察（图 2-29）。最好是加倍稀释。

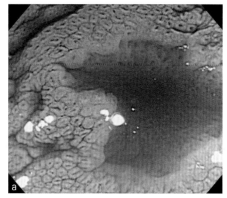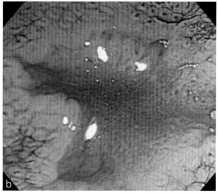

图 2-29　凹陷型病变喷洒靛蓝胭脂后的放大观察

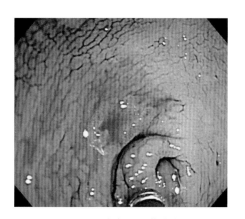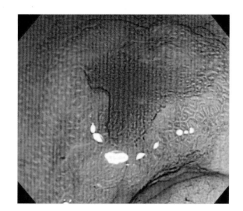

图 2-30　凹陷型病变结晶紫染色　　　　图 2-31　凹陷型病变结晶紫染色后的放
　　　　　　　　　　　　　　　　　　　　　　　　大观察

　　Ⅴ）结晶紫染色时，利用喷洒管在染色的部位喷洒 2 ~ 3ml 结晶紫溶液（图 2-30）。喷洒后 0.5~1min 就可清楚观察到 pit 像（图 2-31）。注意，如果染色过深，则很难看清 pit 像。

5. 放大内镜操作及观察的训练
——初学者、中级者需注意的要点 ◀

大肠放大内镜，现在市场出售的是奥林巴斯公司制造的 CF-H260AZ 或者 CF-Q240Z，富士能东芝 ES 系列的 EC-450ZW5 或 EC-490ZW5，PENTAX 公司制造的 EC-34030Z 或 EC-3830Z 等。放大内镜的操作是以能够熟练操作普通内镜为基础的。如果普通的观察都不能熟练地完成，那么接近病变的精细操作就很困难。但是，现在售卖的内镜，都是经过多次改良的，虽然机器种类繁多，但操作性方面与普通内镜基本上没有区别，因此最大限度地保留了普通内镜的特征，同时也能很容易地进行放大观察操作。另外，由于 pit pattern 诊断是通过观察病变表面微细结构而作出诊断，因此要将病变洗净并不致表面出血，以及在普通观察时要捕捉病变的确切位置等，这些都是 pit pattern 诊断的基础。

a. 初学者的训练顺序

初学者在进行放大内镜的训练时，应按照表 2-4 的顺序进行。

（1）首先，挑选较大的容易观察的 IV 型和 III_L 型的隆起型病变，洗净病变后，能够正确地找准焦距进行观察训练。刚开始时，做好这点很难。增加放大倍数后，很难找准观察点，因此低倍率下很容易判断的 IV 型或大的 III_L 型的病变在正确找准观察点后应立即照相（图 2-32）。

表 2-4　放大内镜的操作及观察训练顺序

（1）观察喷洒靛蓝胭脂对比染色的隆起型病变大的 pit pattern（IV 型和 III_L 型）
（2）观察喷洒靛蓝胭脂对比染色的 II 型和 III_L 型的 pit pattern，其对肿瘤、非肿瘤的鉴别非常必要
（3）观察喷洒靛蓝胭脂对比染色的小的 III_S 型和 V 型的 pit pattern
（4）观察结晶紫染色的 V 型 pit pattern

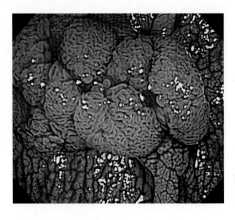

图 2-32　典型的 IV 型 pit 像
即使使用低倍镜也能判断。

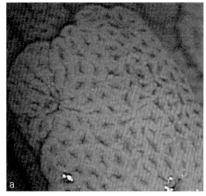
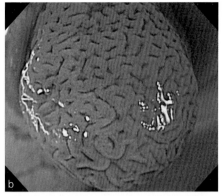
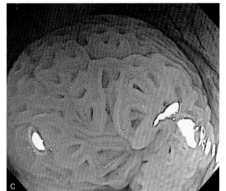

图 2-33 Ⅱ 型 pit 像

a 典型的 Ⅱ 型 pit 像。
b Ⅱ 型 pit 的变异。仔细观察的话，可认
定是 Ⅱ 型 pit。
c Ⅱ 型 pit 的变异。仔细观察的话，可认
定是 Ⅱ 型 pit。

（2）其次是对肿瘤、非肿瘤鉴别非常必要的 Ⅱ 型和 Ⅲ_L 型的 pit pattern 观察。Ⅱ 型 pit 的观察，对初学者来说相当难。结合典型的 Ⅱ 型和 Ⅲ_L 型 pit 的病例很重要。Ⅱ 型有变异，初学者稍放大的话，很难和 Ⅲ_L 型鉴别（图 2-33）。对初学者来说，鉴别难点是放大后 Ⅱ 型 pit 的确认。随着病例数的增多，即使低～中度放大时也能很容易辨别 Ⅱ 型和 Ⅲ_L 型 pit，这样在常规内镜检查时即使低倍镜也能够轻易地鉴别出腺瘤和增生性息肉了。

（3）喷洒靛蓝胭脂对比染色后对凹陷型肿瘤的小的 Ⅲ_S 型和 Ⅴ 型的 pit pattern 观察。这种观察的前提是既冲洗净病变又不致使病变表面出血。如此将病变表面的黏液除去，适当地提高放大倍数进行观察。对凹陷型肿瘤其凹陷部位的观察，最好是尽量地捕捉病变的正面像，然后放大凹陷部位进行观察。对于 Ⅲ_S 型和 Ⅴ 型的 pit pattern 观察，提高放大率是必要的，因此很难一下找准观察点。所以最好是提前熟悉（1）、（2）的观察。另外，对于利用靛蓝胭脂染色法进行浸润深度诊断的 Ⅴ 型 pit pattern 的观察，由于其边界不清，所以需用结晶紫进行染色。

（4）结晶紫染色的 Ⅴ 型 pit pattern 的观察要点，与（3）相同，需要洗净病变、充分除去表面的黏液后再进行观察。重要的是，根据普通观察诊断病变性质，观察病变表面构造的同时，还要依照要点反复对最恶性的部位或癌浸润部位进行观察。Ⅴ 型 pit pattern 的诊断就是寻找构造最模糊的 pit 的诊断学。

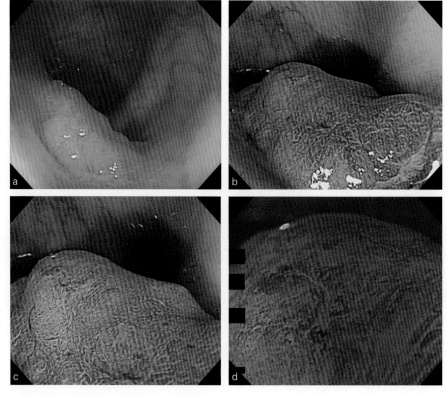

图 2-34　I_S 病变（乙状结肠，15mm）

a　病变顶端凹凸不平。

b　结晶紫染色低倍放大观察。

c　结晶紫染色中度放大观察。可看到顶端凹凸部不规整的 pit。

d　结晶紫染色高倍放大观察。顶端凹凸部不规整的 pit 可以判定为高度不整的 V_I 型 pit，并且一部分为 V_N 型 pit，诊断为 sm massive 癌。

　　在内镜诊断的过程中，从普通观察病变表面的各种所见，如凹陷、结节、凹凸等推断出恶性度高、怀疑有癌浸润的部位，然后再一边逐渐升高倍率，一边探寻破坏最强的 pit 像（图 2-34）。此时，难点在于如何鉴别由于病变表面的黏液造成的染色不良和由于浸润伴随的间质露出所造成的染色不良。有黏液时，用结晶紫染色则呈现出界线较清楚的膜状物（图 2-35）。而间质露出伴有的染色不良其区域界线不清，可以看到染色不良中破坏的小的 pit 构造的残留（图 2-36）。

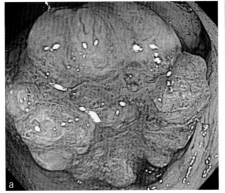
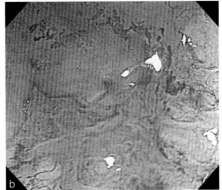
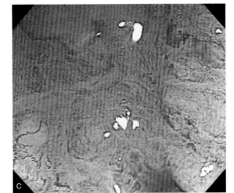

图 2-35　Ⅱa+Ⅱc病变（Rb，12mm）

a　结晶紫染色内镜像。

b　结晶紫染色凹陷部位高倍放大观察。画面上部呈深染的膜状结构可认定为黏液，这个部位不能进行 pit pattern 诊断。

c　b 的黏液部的下方为无构造的 pit，判断是 V$_N$ 型的 pit 像。

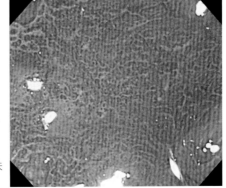

图 2-36　sm massive 癌结晶紫染色高倍放大观察像

表面结构的间质染色性差，但可隐约见到消失的微小 pit 构造，判断是 V$_N$ 型的 pit 像。

专栏

放大内镜的观察和单反相机同理

　　放大内镜的观察是在没有声音的情况下调整焦距而对 pit 进行照相。

　　因此要注意确认开闭时机，调整呼吸、频率等动作。即使没有文字仅通过放大的图像也可以认识到病变的本质，所以要谨记这点进行观察照相。

6. 实体显微镜观察

对于内镜或者是外科手术切除下的标本，都应同内镜检查时进行放大观察一样，再利用实体显微镜进行详细的 pit 观察。通过这种观察，对于怀疑切除断端阳性的部位，要确认病变可能浸润最深的部位，并对这些部位再用 HE 染色进一步确认其浸润深度。看切面时必须要沿着面来回移动。只有这样做，才可能形成 pit pattern 和病理组织像之间的周密对应。

a. 实体显微镜观察的实例

①为了防止被切除的标本自己融解，要把标本快速地用福尔马林进行固定。这时，用不锈钢的大头钉将标本伸展开，粘连到发泡苯乙烯（塑料）或者是胶板上（图 2-37）。

②福尔马林最少固定 12 小时。

③首先用注射器认真清洗标本，除去附着在病变表面的黏液（图 2-38）。

④然后用稀释的卡拉基氏苏木素染色 10 秒（图 2-39）。

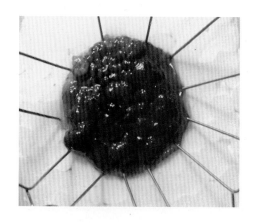

图 2-37　标本的黏附

EMR 后把标本黏附在发泡苯乙烯上。

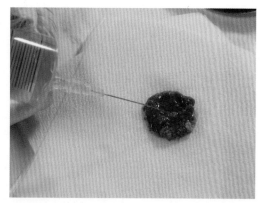

图 2-38　标本的水洗

10% 福尔马林固定后，用注射器水洗标本。

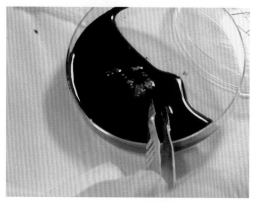

图 2-39　卡拉基氏苏木素染色

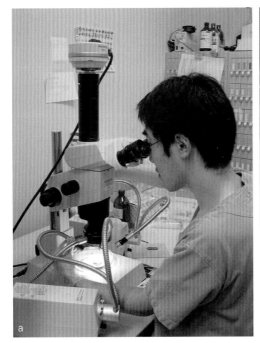

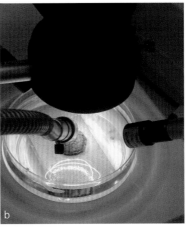

图 2-40　通过实体显微镜观察

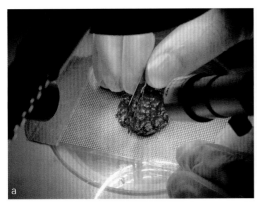

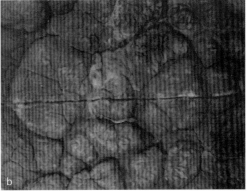

图 2-41　切开和照相

实体显微镜下切割标本，并且拍照。

⑤再次水洗。

⑥追加 30 秒卡拉基氏苏木素染色。

⑦浸润在水下观察（图 2-40）。

⑧在实体显微镜观察下，切病变（图 2-41a），切开后照相（图 2-41b）。这样就可以对实体显微镜所见和病理组织进行一对一观察了。

b. 实体显微镜观察时的注意点

①一定要照下带标记的照片。

②为了照出清楚的照片，染色不要太浓。

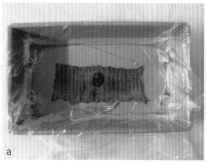

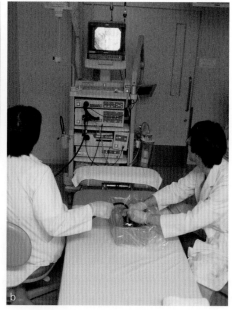

图 2-42　手术切除的标本，用放大内
　　镜观察表面性状

　　还有，照到病变部位的光源如果是多束光的话，会照出明亮且清晰的照片。为了更好地显示平坦病变表面微小的凹凸变化，要考虑到光源的方向。增强从一个方向出来的光，其他从不同角度来源的光则可留下清晰的阴影，这样能够得到很好的图像。

　　③手术标本病变非常大的情况下，要将标本放入大的托盘内，在水浸润下用放大内镜进行观察（图 2-42）。

7. pit pattern 边界性病变 ————————————

在进行 pit pattern 诊断的实际中，有时就会迷惑眼前的 pit 应该属于哪种分型呢？在这里，对于比较难判断的情况加以说明。

a. Ⅰ型和Ⅲ_S型的鉴别

Ⅰ型、Ⅲ_S型都显示出圆形、类圆形。由于Ⅲ_S型比Ⅰ型更小一点，所以最好同病变周围的正常黏膜进行比较（图2-43）。另外Ⅰ型 pit，pit 和 pit 之间可以看到比较宽的被覆上皮视野，而Ⅲ_S型由于很多的 pit 密集存在，被覆上皮视野幅度比较小。

b. Ⅱ型和Ⅲ_L型的鉴别

Ⅱ型为星芒状或锯齿状等伴有细齿状的形态（图2-44）。虽然Ⅲ_L型通常为短柱形（图2-45），但有时也会与Ⅱ型相混淆。区别点在于是否伴有齿状边缘。

c. Ⅲ_L型和Ⅳ型的鉴别

Ⅳ型 pit 包括呈现强烈分支倾向的树枝状、沟纹状（Ⅳ_B型）（图2-46）和绒毛状腺瘤的 pattern（Ⅳ_V型）（图2-47）。后者从严格上来讲不是腺管开口部，而是绒毛结构之

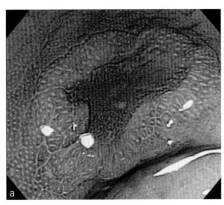

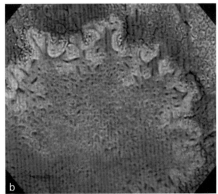

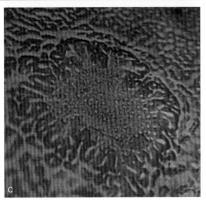

图Ⅱ-43　Ⅰ型和Ⅲs型 pit pattern（a，b，c
　　　　图为分别的病例）

a　结晶紫染色图像。凹陷内的 pit 同周围正常黏膜比较明显变小。正常黏膜的Ⅰ型 pit 被染上紫色宽大的被覆上皮包围，而凹陷内的Ⅲs型 pit 密集存在，其间的被覆上皮视野狭小。
b　靛蓝胭脂染色图像。
c　结晶紫染色图像。范围伸长的Ⅰ型需要和Ⅲ_L型鉴别。Ⅰ型具有方向性一致的特征。

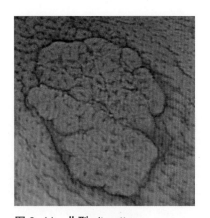

图 2-44　Ⅱ型 pit pattern

（增生性息肉）

星芒状的 pit 的边缘呈现细齿状。

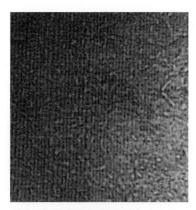

图 2-45　Ⅲ_L 型 pit pattern

（腺管腺瘤）

多数 pit 近似椭圆形而不是典型的 Ⅲ_L 型。但是，并未呈现出锯齿状的 Ⅱ 型 pit。另外，一部分 pit 为细长管状，可以判断为 Ⅲ_L 型 pit pattern。

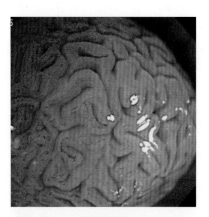

图 2-46　Ⅳ_B 型 pit pattern

（腺管绒毛腺瘤）

大部分 pit 呈分支状，也有一部分没有分支的类似 Ⅲ_L 型 pit 混在其中。

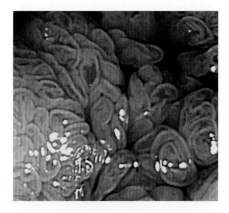

图 2-47　Ⅳ_V 型 pit pattern

（绒毛状腺瘤）

间的沟，但都归到一起作为 pit pattern 的亚分类。分支不明显的 Ⅳ_B 型和 Ⅲ_L 型鉴别时比较困难，但由于大部分都是良性腺瘤，不仔细区别也无关紧要。

　　Ⅳ_V 型是绒毛状腺瘤或管状绒毛腺瘤的 pattern，但由于其有恶变倾向，因此有必要作出正确诊断。

d. Ⅲ_L 型、Ⅳ型和 V_I 型的鉴别（图 2-48）

　　V_I 型 pit 大小不同，口径不整（非对称），也有时排列比较混乱。当 pit 轻微不对称时容易和普通的 Ⅲ_L 型、Ⅳ型弄混。

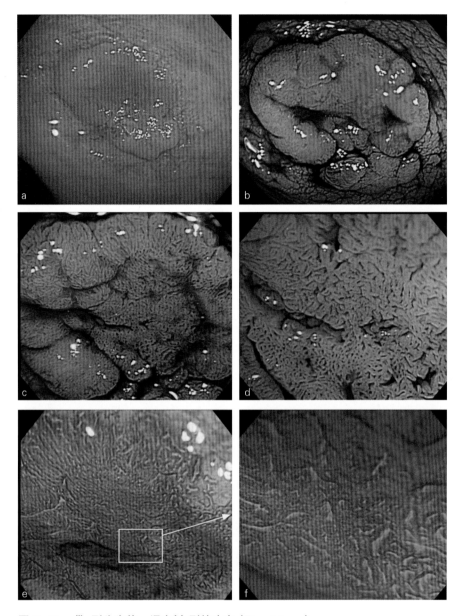

图 2-48　ⅢL 型为主体，混有 VI 型的病变（Rb，15mm）

a，b　在直肠（Rb）上能看到 15mm 大小略微呈红色的扁平隆起性病变，病变中央红色较深，
　　　肉眼可以诊断为 LST-NG。

c，d　靛蓝胭脂染色后放大观察，可见以微小的管状 pit 为主体，病变中央部则为大小不同、
　　　分布不均的 pit。

e，f　结晶紫染色后放大观察，在病变的中央部可明显看到形态不同、大小不等的 pit，但未看
　　　到清楚的无构造区域。据此诊断为 VI 型 pit pattern，考虑为 m 癌，遂行 EMR 切除。

　　其严格的分界仍有争论，但我认为只要观察到某种程度的 pit 不整就将其归为 VI 型，
这种做法比较妥当。

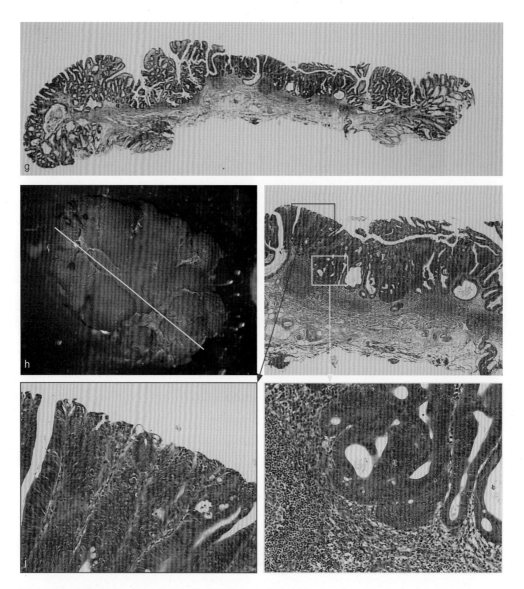

图 2-48 （续）

g ~ k 病理组织标本可见黏膜内存在局限性增殖不规则的腺管构造，从而诊断为高分化腺癌。病变内同时存在中 ~ 高度异型性腺瘤。

病理诊断为管状腺瘤伴高分化腺癌，m，ly0，v0。

e. V_I 型和 V_N 型的鉴别（图 2-49）

基于《箱根共识》，V_I 型的不规整可分为轻度到高度，并且也包含 scratch sign 等异常的腺管群。另外，根据《箱根研讨会共识》，虽然 V_I 型和 V_N 型的定义比较明确，但目前仍然存在判断不清的边界性病变。

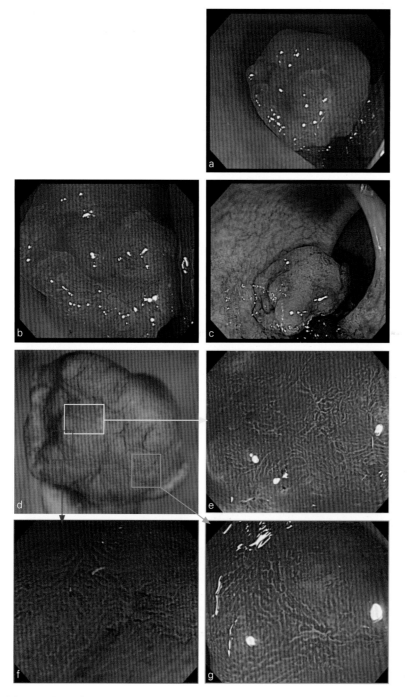

图 2-49　V_I 型和 V_N 型的边界性病变

a，b　普通内镜观察，可以看见在乙状结肠上有一直径约 10mm 的带茎隆起病变。表面发红且凹凸不平。

　　c　喷洒靛蓝胭脂红后可以看见病变的边缘比较清楚，中央部的界限也更加明确。

d ~ g　结晶紫染色后放大内镜观察，pit 排列不规整且大小不等。f 图中，pit 仅依稀可见。g 图中，pit 基本
　　　消失，但很难说其为无构造区域。之所以认为其为介于 V_I 型和 V_N 型的边界性病变，是因为其中一部
　　　分为 V_N 型，并可以考虑是 sm massive 癌，遂进行乙状结肠切除手术。

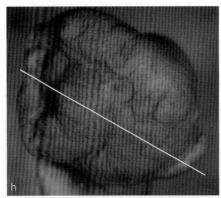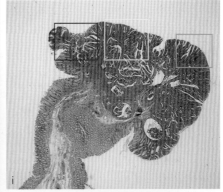

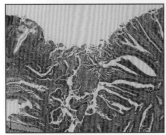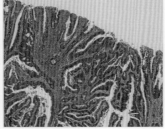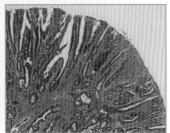

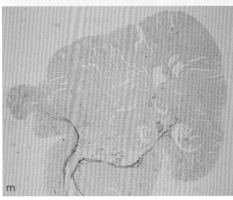

图 2-49 （续）

h ~ l 病理组织诊断为高分化腺癌及腺瘤，sm1c，ly0，v1，n (−)。

m desmin 染色显示黏膜肌层断裂，由于没有基准线，只能测量从病变表面到最远浸润部位的距离。

浸润实测值为 5300μm。

茎浸润 500μm。

专栏

V$_N$ 型和黏液的区别

　　要正确地诊断 V$_N$ 型，就必须认识 pit 的无构造区和黏液、纤维蛋白等附着物的区别。下面举出一些要点：

- 黏液处呈深染，纤维蛋白沉积处大多不被染色。
- V$_N$ 型周围多伴有高度不等的 V$_I$ 型 pit pattern 和 scratch sign（参照 86 页）。
- 这种边界多数逐渐移行为 V$_N$ 型。

8. pit pattern 和病理组织的对比 —————◀

　　用放大内镜观察的 pit pattern，可以很好地反映这个观察部位的组织像。但是，不能仅根据 pit pattern 完全推测病理组织学图像，由于不能充分了解病理组织学图像，很可能导致 pit pattern 解读和治疗方案的失误。因此必须充分了解病理组织学图像，以利于pit pattern 诊断。本章将主要阐述大肠黏膜各种各样的病理组织学图像和 pit pattern 之间的关系。

a. 观察方向的不同

　　病理组织标本和放大内镜虽然都是观察同样的东西，但要注意各自观察方向的不同。也就是说，放大内镜是观察病变表面的平面图像，而病理组织标本（特别是手术标本）是观察病变的垂直图像。所以，从原则上说，病理组织图像和放大内镜图像并不完全是相同的。另外病理组织图像上的黏膜深部和黏膜下的组织，在内镜上是观察不到的。因此从 pit pattern 来考虑病理组织图像时，要认识到它们之间的不同。当小的活检标本、息肉切除标本被做成标本平面时，有时病理组织学图像也和放大内镜一样从水平方向上观察病变，这时两者得到的图像则很相似。

b. 各种病理组织图像和 pit pattern

1）正常大肠黏膜（normal mucosa）

　　组织学上，正常大肠黏膜表现均匀分布的没有分支的单一管状腺管结构。腺管的大小一致，规则分布。其在 pit pattern 上也呈现为均匀分布的 I 型 pit。黏膜表面的腺管的开口部与 pit 的中心是一致的。

2）增生性息肉（hyperplastic polyp）

　　也叫化生性息肉（metaplastic polyp）。在组织学上，由缺乏核肿大、细胞密度增加、核排列紊乱等特征的非肿瘤性腺管所构成，腺管向内腔突起呈现锯齿状，其特点是密集增生。

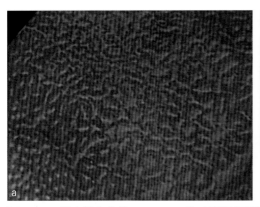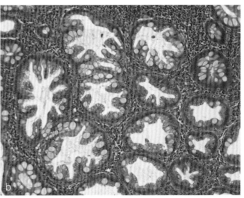

图 2-50　增生性息肉的 pit pattern 和病理组织图像
可见腺管内腔呈锯齿状。

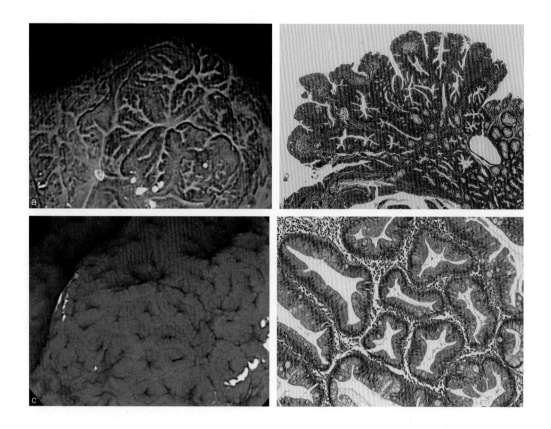

图 2-51　锯齿状腺瘤

a，b　和通常的Ⅳ型不同，呈现出特征性的蕨类叶状的 pattern。

c，d　表现为Ⅱ型 pit pattern 的锯齿状腺瘤。这种情况下，用内镜很难将其与增生性息肉鉴别开来。

取得腺管横断面的病理标本上，腺管内腔呈星芒状，和Ⅱ型 pit 的形态非常一致。

增生性息肉中，伴随着息肉增大或炎症刺激，有时会出现核肿大和核排列紊乱现象，此时在组织学上则很难与锯齿状腺瘤（下述）相鉴别。

3）锯齿状腺瘤（serrated adenoma）

和增生性息肉一样，腺管呈向内腔突出的锯齿状变化的特征，也可看见核肿大、核排列紊乱、细胞密度增加等作为判断肿瘤性病变的细胞异型性。另外，腺管大小不同伴不规则分支等结构异型性也很明显。典型的锯齿状腺瘤，不仅内腔呈锯齿状变化，尚可看到结构异型。所以，大多数表现为Ⅲ型或Ⅳ型 pit，通常称为"蕨类叶状"特征性的 pit pattern（图 2-51a，b）。

比较小的锯齿状腺瘤，因为缺乏结构异型，所以其腺管形态与增生性息肉极其相似，有时当看到细胞异型性才能诊断为锯齿状腺瘤。这种病变呈现出Ⅱ型 pit，pit pattern 很难与增生性息肉鉴别（图 2-51c，d）。

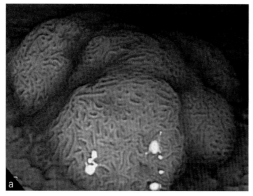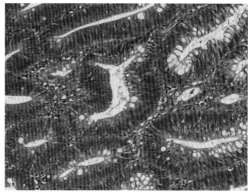

图 2-52　管状腺瘤

呈 Ⅲ_L 型的管状腺瘤（中度异型）。

4）管状腺瘤（tubular adenoma）

①腺瘤的异型度和诊断标准

管状腺瘤的组织诊断，通常需要标注轻度、中度、高度 3 种异型度。异型度是综合判断核异型和构造异型来决定的，异型度的判断标准通常带有主观倾向，因此病理医生的不同可导致诊断的不同。在高度异型腺瘤和高分化腺癌的鉴别上，不但欧美与日本之间，就连日本的病理医生之间也存在诊断标准的差异。所以，在诊断腺瘤和高分化腺癌时，如果不假思索地将 pit pattern 和组织病理诊断名相对应，会引起 pit pattern 和病理组织诊断之间关系错位的现象。比起诊断名来说，很好地理解病理组织图像再观察 pit pattern 更重要。

②管状腺瘤的组织像

正如名字一样，管状腺瘤是由具有管状构造的密集增生的腺管所形成。腺管大小不同的程度比较轻，因此轻~中度异型时，基本看不到不规则分支及绒毛状等变化。取腺管的横断面标本，可见腺管呈分支不明显的圆形或椭圆形。多数的腺管腺瘤，如组织图像所示表现为 Ⅲ_L 型的 pit（图 2-52）。大多数诊断为高度异型腺瘤的病变，可见较明显的不规则分支、大小不等结构异型，和典型的 Ⅲ_L 型相比，又增加了 Ⅳ 型 pit 的特征。

另外，在构造异型不明显的情况下，有时可根据明显的核异型、核排列紊乱等细胞异型性来诊断高度异型性腺瘤或者是高分化腺癌，这种情况下仅依据 pit pattern 则很难诊断。但是多数情况下，多少会伴有一定程度的构造异型，因此在实际中诊断困难的病变并不多。

5）绒毛管状腺瘤、绒毛状腺瘤和绒毛状肿瘤（villotubular adenoma，villous adenoma，villous tumor）

腺瘤为高度异型时，腺管的不规则分支、绒毛状变化比较明显。这种病变常常因混有绒毛构造和管状构造而被叫做绒毛管状腺瘤，大部分为绒毛状构造的病变叫绒毛状腺瘤。这里所说的"绒毛状"，在组织学上是指间质区域变小、上皮区域明显伸长的状态。

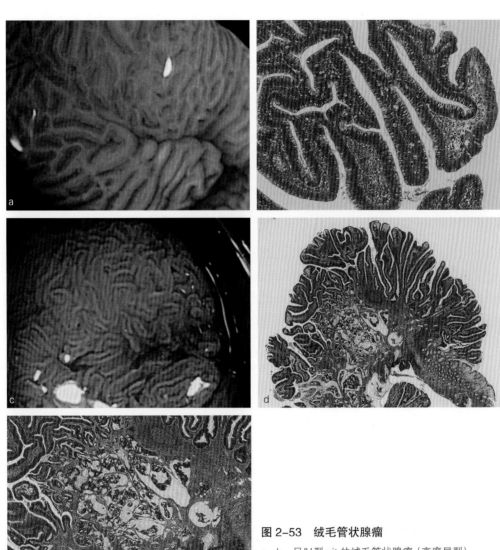

图 2-53 绒毛管状腺瘤

a，b 呈Ⅳ型 pit 的绒毛管状腺瘤（高度异型）。

c ~ e 该病变表面为绒毛状肿瘤像，深部则形成黏液结节向黏膜下层浸润。仅观察表面则很难推测浸润。

肿瘤腺管的不规则分支、绒毛状变化很明显，相当于腺腔的空隙被上皮细胞紧密围绕，与其叫做腺腔倒不如说是形成"沟"［严格来讲不能称之为 pit（腺口），所谓的 pit pattern 是用来描述黏膜表面微细构造的］（图 2-53a，b）。以这样的"沟"为主体结构的病变其 pit pattern 呈Ⅳ型。以沟的分支状构造为主体的是Ⅳ$_B$型，以绒毛状变化为主体的是Ⅳ$_V$型。

绒毛管状腺瘤、绒毛状腺瘤多数表现为既有构造异型又有细胞异型的高度异型性，有时和高分化腺癌很难鉴别。另外，癌和腺瘤的判断标准在病理医生间存在着差异，因此表现为Ⅳ型 pit pattern 的病变也不能轻易诊断为高分化腺癌。

还有一种病变需要注意，这种病变不仅黏膜内成分相当于绒毛状腺瘤的异型性，其深部异型性增加，并形成黏液结节向黏膜下浸润。

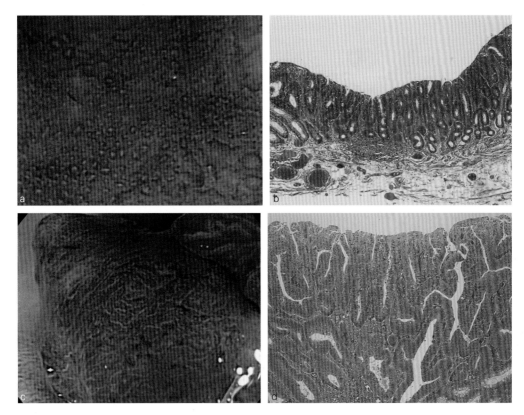

图 2-54　高分化腺癌

a，b　呈Ⅲ₅型 pit 的高分化腺癌。组织学上，由小型肿瘤腺管密集形成，与高度异型性腺瘤很难鉴别。
c，d　呈Ⅴᵢ型的高分化腺癌。组织学可见明显的腺管大小不等及不规则分支。

　　这种情况，黏膜内成分是肿瘤还是癌，通过活检也很难判断，有时也称高度异型的绒毛状病变为绒毛状肿瘤（villous tumor）。病理组织学上在诊断绒毛状肿瘤时，要充分考虑到可能含有高分化腺癌的要素（图 2-53 c ~ e）。

6）腺癌

　　①癌的分化度和异型度

　　大肠腺癌的分化程度可分为高分化、中分化、低分化 3 种。分化度是根据腺管的构造异型和各种细胞异型来综合判断的。另外，将异型度比较轻的与腺瘤鉴别困难的高分化腺癌划为低异型度癌，而将组织学上能够明确诊断癌的划为高异型度癌，这时细胞异型性的评价比较重要。

　　②黏膜内癌和到达黏膜下层浅层的浸润癌

　　低异型度癌基本上都是高分化腺癌，经常很难与高度异型腺瘤相鉴别，pit pattern 也基本与高度异型腺瘤同样表现为Ⅳ型。另外，对于腺管构造异型不明显而细胞高度异型的腺癌，有时表现为密集增生的小型癌腺管图像，这种情况其 pit pattern 呈Ⅲ₅型（图 2-54 a，b）。

　　高异型度癌其构造异型性强，腺管大小不等及不规则分支、吻合等所见非常明显。

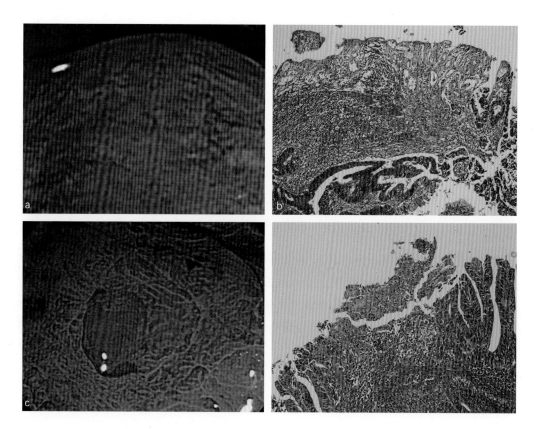

图 2-55　呈现 V_N 型的病变

a，b　呈现 V_N 型 pit 的 sm 深部浸润癌。表面可见间质反应成分。

c，d　内镜下考虑为 V_N 成分，组织学上则表现为伴有糜烂的剥脱物及间质显露。间质反应不明显，没有向
　　　黏膜下层浸润。所以对于那些看上去像 V_N 型的病变，也应留意可能含有上面所说的病变。

中分化～低分化的情况下这种表现更明显。pit pattern 呈 V_I 型（图 2-54c，d）。

癌局限在黏膜内或即使浸润也局限于黏膜下浅层的情况下，伴随浸润而来的间质反应（desmoplastic reaction；DR）比较少见，如果排除糜烂或黏附物的影响，在原则上很难考虑 pit 呈无构造像。

③黏膜下层深部浸润癌以及进展期癌

●伴随浸润的间质反应

黏膜下层深部浸润癌和进展期癌，经常发生间质反应。间质反应在组织学上是由富含纤维母细胞和毛细血管的纤维增生而来。在间质反应显著的情况下，病变表面的肿瘤成分遭到破坏，而间质成分则露出于表面。普通内镜观察，表面癌呈现出浅浅的凹陷，进展期癌呈现出溃疡面的情况比较多。这样的间质反应露出于病变表面时，表面的微细结构消失，呈现为 V_N 型 pit pattern（图 2-55 a，b）。引起间质反应的病变多数已到达黏膜下层深部或更深，这需要与下面将要讲述的间质反应以外的无构造 pit 相鉴别。另外，即使伴有间质反应浸润癌，尤其是隆起病变等，间质反应可不露出于病变表面，pit pattern 虽为 V_I 型，但也存在黏膜下层深部浸润癌。

●形成"无构造 pit"的其他因素

间质反应以外能形成 V_N 型 pit 的主要因素包括黏液成分、伴有糜烂的纤维蛋白渗出物等表面附着物（图 2-55c，d）。当将 V_N 型 pit 作为诊断黏膜下层深部浸润癌和进展期癌的指标时，需除外附着物的影响详细观察。

将放大内镜像和病理组织图像对比来看，pit pattern 主要反映的是腺管的构造。也就是说，pit pattern 诊断是根据腺管结构来进行的组织诊断。虽说根据观察到的腺管构造异型所作出的诊断可能已经相当接近组织学诊断了，但是由于不能对细胞异型性进行评估，因此还是达不到组织学诊断的目的。不要忘了无构造病变，根据其形成的原因不同所得到的组织学像也是不同的。

另外 pit pattern 诊断中，一定要记住其"只能看到病变表面"。虽然说能够依据表面的形态推断出深部的形态，但这毕竟是间接的。不能过度地相信 pit pattern，要充分了解它的特征和局限性，以及与病理组织学的关系，这样才能有效灵活地运用 pit pattern 诊断。

9. 大肠癌以及腺瘤的 pit pattern 和形态分类

a. 大肠癌的诊治规范

根据大肠癌研究会的《大肠癌诊治规范》，日本大肠癌的肉眼分类基本上与胃癌分类相似（图 2-56）。也就是相当于 Borrmann 分类的 1 型（肿瘤型），2 型（溃疡局限型），3 型（溃疡浸润型），4 型（弥漫浸润型），另外再加上 5 型（未分类型）和 0 型（表浅型）。大肠癌中 2 型占绝大多数。在术前诊断描述肉眼分类时需要在右上角使用 " ' " 进行标记。

0 型是指浸润深度局限在黏膜下层的肿瘤，与早期癌含义大致相同。其亚分类方法也与胃癌的分型标准大致相同（图 2-57），分为 Ⅰ 型（隆起型）、Ⅱa 型（表浅隆起型）、Ⅱc 型（表浅凹陷型）等。由于大肠腺瘤是良性病变，虽然与胃的 "山田分类法" 可以通用，但由于早期癌的鉴别十分困难，所以沿用以早期癌为诊断基准的肉眼分类标准。

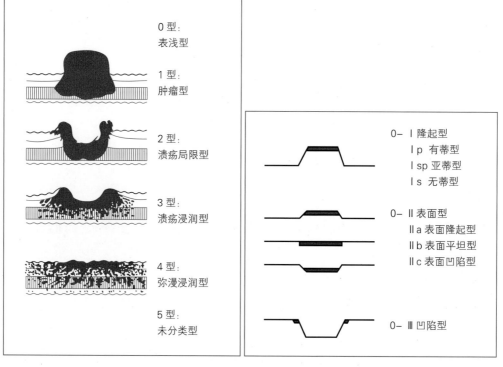

图 2-56　根据《大肠癌诊治规范》的大肠癌肉眼形态分类

图 2-57　根据《大肠癌治疗规范》的表浅型大肠癌肉眼形态分类

0- Ⅱb，0- Ⅲ 基本不存在

表 2-5　大肠早期癌及腺瘤根据肉眼形态及肿瘤直径得出的 sm 癌发生率

肉眼形态	肿瘤直径					合计
	~ 5	6 ~ 10	11 ~ 15	16 ~ 20	21 ~	
陷凹型	20/249	68/154	50/71	19/22	14/16	171/512
	8.0%	44.2%	70.4%	86.4%	87.5%	33.4%
平坦型	2/6 675	3/1 155	13/539	21/189	62/286	101/8 844
	0.03%	0.26%	2.4%	11.1%	21.7%	1.1%
隆起型	0/6 030	60/4 575	85/1 119	65/402	66/223	276/12 349
	0%	1.3%	7.6%	16.2%	29.6%	2.2%
合　计	22/12 954	131/5 884	148/1 729	105/613	142/525	548/21 705
	0.17%	2.2%	8.6%	17.1%	27.0%	2.5%

1985 年 4 月 ~ 2004 年 9 月

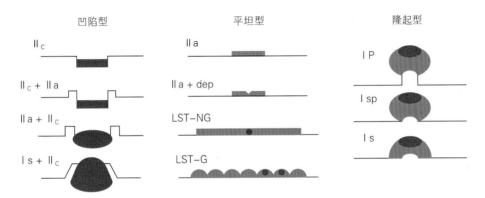

图 2-58　大肠癌的发育形态分类

b. 关于简单的发育形态分类

　　大肠早期癌和腺瘤由于形态不同,其生物学恶性度存在很大的差别 (表 2-5)。尤其是Ⅱc 型病变,可以由非常小的病灶迅速发展至 sm 浸润癌。而与此相对小的Ⅱa 型病变几乎没有 sm 癌。Ⅱa 型和Ⅱc 型虽然同属于表面型,但从发育进展来看却完全不同。另外,在大肠里基本没有 0-Ⅱb 和 0-Ⅲ型。因此将发育进展情况考虑在内,通常提倡使用凹陷型、平坦 (表浅隆起) 型和隆起型这三类发育形态分类方法 (图 2-58)。

　　在Ⅱa 型和Ⅰs 型病变中,仔细观察时经常可见到局部凹陷 (图 2-59),这些Ⅱa+Ⅱc、Ⅰs+Ⅱc 的病变,与没有局部凹陷的Ⅱa、Ⅰs 相比较,即使很小的病灶已有明显的 sm 浸润,此时,已经是 sm massive 癌了。图 2-60 为Ⅰs+Ⅱc 型病变的典型改变。即使最大直径仅 9mm,其浸润深度已达到 sm3 了。

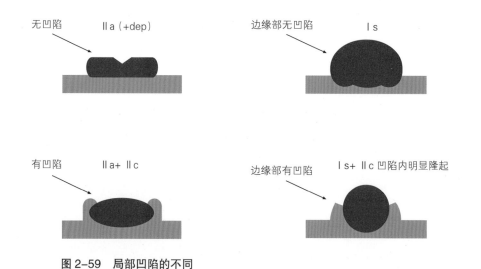

图 2-59　局部凹陷的不同

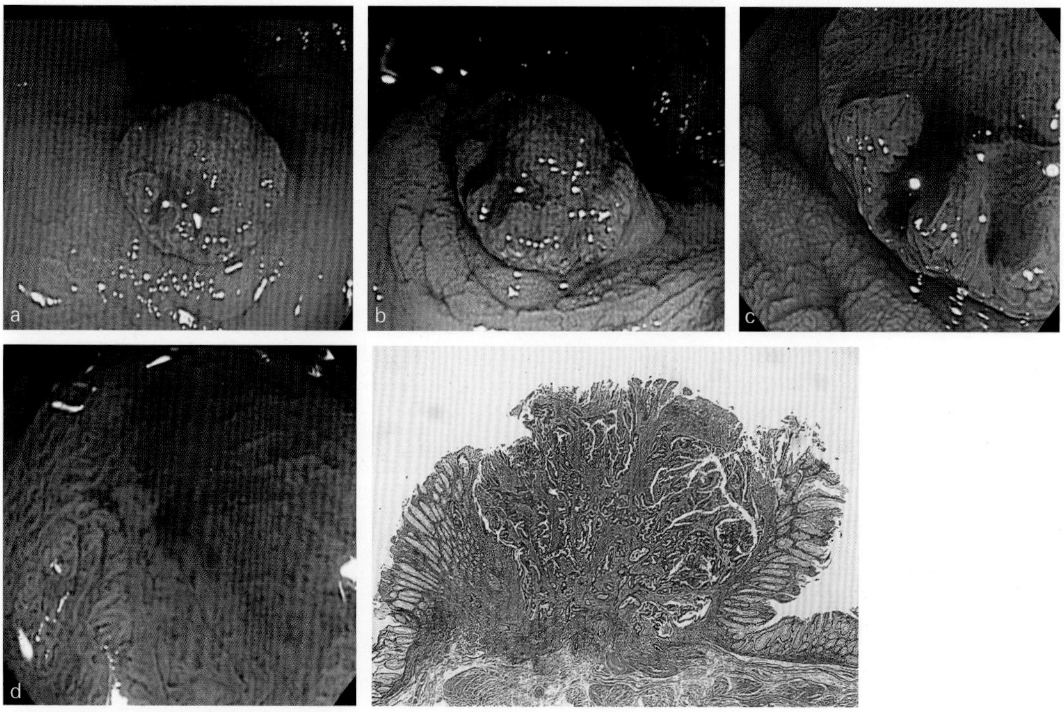

图 2-60　Ⅰs+Ⅱc病变（Rb，9mm）

a　普通内镜成像。
b　色素成像。
c　放大像，边缘部凹陷。边缘隆起部是Ⅰ型 pit pattern。
d　放大像，凹陷内隆起。V_N 型 pit pattern。
e　切除标本放大镜像。边缘隆起部非肿瘤，同凹陷部有明显的界线。凹陷内隆起部间质反应明显。
病理组织学诊断高分化腺癌，sm3，ly0，v0，n（-）。

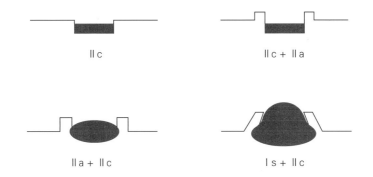

图 2-61 凹陷型变异模式图

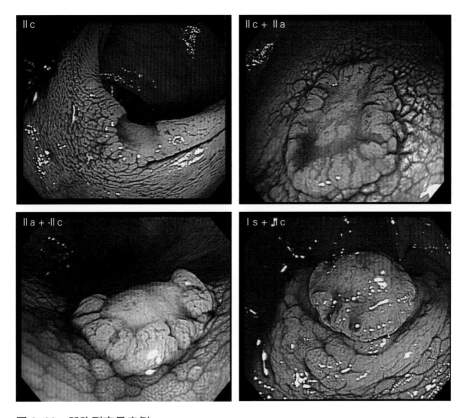

图 2-62 凹陷型变异实例

　　这些Ⅱa+Ⅱc、Ⅰs+Ⅱc型病变，都有Ⅱc型病变由于大量浸润sm层所产生的特征性的形态变化，考虑到Ⅱc型的发育形态存在变异（图2-61，图2-62），因此推测Ⅱa+Ⅱc、Ⅰs+Ⅱc型病变可能是凹陷型病变向进展期癌演变途中的一种形态。Ⅱc型、Ⅱc+Ⅱa型的凹陷平面的高度比周围正常黏膜低或相平（绝对凹陷），Ⅱa+Ⅱc型凹陷平面的高度比周围正常黏膜高（相对凹陷），但是凹陷内没有隆起，这点需与凹陷内隆起明显的Ⅰs+Ⅱc区别开来（图2-63）。

　　平坦（表面隆起）型的病变中，存在一类肿物高度低但向侧方广泛伸展的病变。这

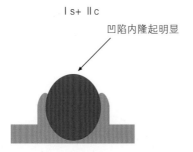

Ⅰs+Ⅱc   Ⅱa+Ⅱc
凹陷内隆起明显   凹陷内隆起不明显

图 2-63　Ⅰs+Ⅱc 和Ⅱa+Ⅱc

Ⅰs+Ⅱc 凹陷内隆起明显 Ⅱa+Ⅱc 凹陷内隆起不明显。

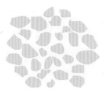
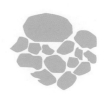

1）非颗粒型　　　　　　　　　　　　　2）颗粒型

a）均匀颗粒型　　　　　　b）结节混合型

图 2-64　LST 的亚分类

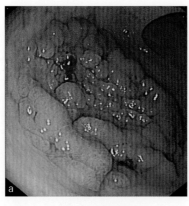
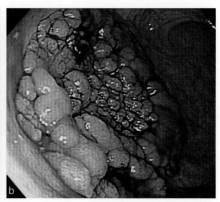

图 2-65　LST 均匀颗粒型

a 普通内镜像。b 色素成像。

些病变尽管很大，但由于它们隆起低，还是比较难发现的。另外，虽然病变大但很少向 sm 深部浸润，十分适用于内镜下治疗。由于对这一类病变的发育进展比较感兴趣，因此将其命名为侧向发育型肿瘤（laterally spreading tumor；LST）（图 2-64）。LST 大体上分为颗粒型（granular type；LST-G）和非颗粒型（non-granular type；LST-NG）两类，前者又分为均匀颗粒型（homogeneous type）和结节混合型（nodular mixed type），后者又可分为平坦隆起型（flat-elevated type）和假凹陷型（pseudo-depressed type）（图 2-65，图 2-66）（详见以下介绍）。

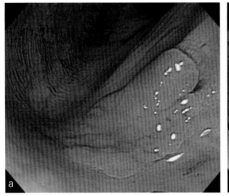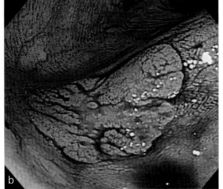

图 2-66　LST 平坦隆起型

a 使用少量色素成像。b 色素成像。

c. 大肠癌诊治规范存在的问题

上述的《大肠癌诊治规范》是模仿胃癌的诊治规范而制订的，因此并不包括ⅡC 或 LST-NG，这不符合现在的实际情况。对于沿着腺瘤 - 癌的顺序而演变的发育迟缓的肿瘤和原位发生的进展迅速地以Ⅱc、Ⅱa+Ⅱc、Ⅰs+Ⅱc 为代表的凹陷型肿瘤，仅仅根据形态的类似性和肿物高度的不同而进行分类是不合理的。必须捕捉凹陷面以其为视点仔细观察从而诊断肿瘤的本质。如果忽略了肿瘤发育进程中所处的位置，仅模仿胃癌的肉眼分类，这样对大肠癌的诊断完全没有意义，也无法提示采取何种治疗。形态诊断是观察病变的形态。笔者认为目前最佳的诊治要点应该是重视病变局部的凹陷面，并以治疗为前提，按照发育形态分类方法进行分类。

d. 关于巴黎会议及巴黎分类

在欧美，长期以来对肉眼形态的关注度都较低，但在每次都参加大肠 Ⅱc 研究会的里昂的 Lambert 呼吁下，2002 年 11 月 30 日至 12 月 1 日，欧、美、日的研究者聚集起来，在巴黎召开了关于消化道（食道，胃，大肠）早期癌肉眼分类的国际会议。会上一致同意将巴黎分类也就是消化道形态分类方法总结在《美国消化道内镜学会杂志 GI endoscopy 》的增刊中（图 2-67）。这基本上是以日本的分类为基准的，对于大肠来说，以笔者在大肠Ⅱc 研究会上所提出的发育形态分类和 pit pattern 分类方法为基准。可以说这是迄今为止对日本研究成果的认可。但是，食道、胃、大肠等所有的消化道都使用同样的分类方法，就失去了脏器的特异性。

其中，特别就大肠凹陷型病变的存在和癌变的意义作如下阐述：

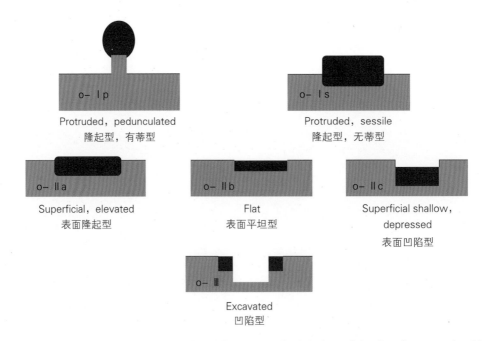

Schematic representation of the major variants of type o neoplastic lesions of the digestive tract:polypoid(Ip and Is) non-polypoid（Ⅱa，Ⅱb，and Ⅱc), non-polypoid and excavated（Ⅲ）. Terminology as proposed in a consensus macroscopic description of superficial neoplastic lesions.

消化道 O 型肿瘤的主要分型如图所示：息肉型（IP 和 IS）、非息肉型（Ⅱa、Ⅱb 和 Ⅱc）、非息肉凹陷型（Ⅲ），建议对表浅型肿瘤用以上术语进行肉眼所见描述。

图 2-67　巴黎分类

The results of a recent pathology series from Sweden suggests that more than 40% of advanced colorectal cancers develop form a non-polypoid precursor. There is ample confirmation in the pathology series from japan that depressed（type 0-Ⅱc）colorectal carcinomas are at a more advanced stage than non-depressed lesions（type 0-Ⅱa and Ⅱb）of the same size. In spite of being rare，The type 0-Ⅱc lesions play a significant role as precursors of advanced cancer in japan and likely do so in the West as well. This observation should，therefore，change the aim and technique of the colonoscopic examination.

　　瑞士最近的一项病理学研究结果显示，40% 以上的进展期大肠癌都是由非隆起型病变发展而来。另外，日本大量的病理学研究结果显示，凹陷型（0-Ⅱc）比同等大小的非凹陷型（0-Ⅱa，Ⅱb）更容易发生癌变。尽管 0-Ⅱc 是少见的病变，但在日本以及欧美，都将其看做是重要的癌前病变。据此，必须改变大肠内镜检查的目的和方法。

表 2-6　肉眼形态和 pit pattern

| | pit pattern | | | | | 合计 |
| | III_L | IV | III_S | V | | |
				V_I	V_N	
凹陷型	68	1	251	25	162	507
			49.5%	4.9%	32.0%	100%
平坦型	6 333	389	63	176	74	7 035
	90.0%	5.5%				100%
隆起型	8 654	2 502	8	394	98	11 656
	74.2%	21.5%				100%
合　计	15 055	2 892	322	595	334	19 198

凹陷型中 III_S 和 V 型占 86.4%。平坦型和隆起型中 III_L、IV 型加在一起，分别占 95.5%、95.7%。

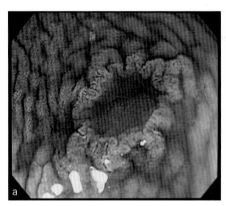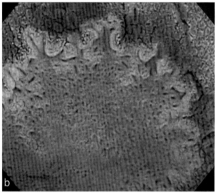

图 2-68　典型的 IIc 型病变

a 色素成像；b 放大像（ III_S 型 pit pattern ）。

e. 大肠肿瘤的肉眼形态和 pit pattern（表 2-6）

1）凹陷型病变的 pit pattern

凹陷型病变特异的 pit pattern 是 III_S 型（图 2-68，图 2-69），当伴有 sm 浸润时则呈 V 型。IIc、IIc+ IIa 型病变大多表现为 III_S 型 pit pattern，IIa+ IIc、I s+ IIc 型病变为 V 型，尤其是 V_N 型居多（图 2-60，图 2-70）。无论哪个病变，边缘隆起部的 pit pattern 都是 I 型，这并不意味着这些病变是从隆起型腺瘤发展而来，而是由凹陷型病变发展而来的一个证据。

2）隆起型病变的 pit pattern

III_L 型（图 2-71），IV 型（图 2-72，图 2-73）都是隆起型及表面隆起型管状腺瘤的 pit pattern，但 IV 型多为大的隆起型息肉，组织学上也多为绒毛状腺瘤或绒毛管状腺瘤。组织学恶性度及癌的浸润深度与 pit pattern 的关系在其他章节会做详述，但基本上含有

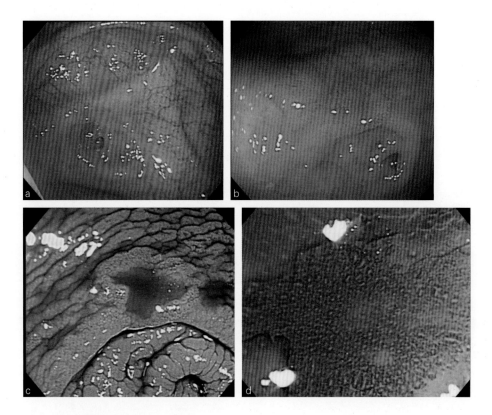

图 2-69　使用色素显像的 Ⅱc 病变

a，b　普通内镜像。

c　靛蓝胭脂染色图像。

d　结晶紫染色放大像。

V_N 型部分的病变，无论形态如何，都是 sm 深部浸润癌。反之却未必如此，sm 深部浸润癌并非都是 V_N 型病变。尤其是隆起型病变，Ⅳ型或 V_I 型病变中也有不少 sm 深部浸润癌，这样的病变中还保留着黏膜内病变，可能因此未表现出 V_N 型。隆起型 sm 癌的指标是 V_I 型的高度不整、scratch sign（+）。此外，单独的 $Ⅲ_L$ 型病变中没有 sm 癌。

3）平坦型病变的 pit pattern

关于发育进展和 pit pattern 的关系将在其他章节详细介绍（参见本章 "11.pit pattern 诊断与癌的发育进展"），Ⅱa+dep 型是腺瘤初期阶段的形态。其乍一看和 Ⅱc 型十分相似，但并未呈现出明显的凹陷面（不是面状或星芒状，而是棘状），比正常黏膜高（相对凹陷），同边缘隆起部没有明显界限，这些都是初期腺瘤的特征，更重要的是 pit pattern 为 $Ⅲ_L$ 型而不是 $Ⅲ_S$ 型（图 2-74）。仔细地观察 $Ⅲ_L$ 型，会发现其是由单纯的 $Ⅲ_L$ 型（$Ⅲ_L$-1 群）组成，与混有 Ⅰ型的 $Ⅲ_L$ 型（$Ⅲ_L$-2 群）有很大差别（图 2-75）。另外前者中心部的 pit 稍小，边缘部的 pit 呈细长型，如果仅看中心部，会误认为是 $Ⅲ_S$ 型，因此需要注意。我们所说的 $Ⅲ_L$-2 群（图 2-76，图 2-77）表现为 "鲑鱼卵" 状，组织学上认为肿瘤腺管中残留着正常腺管。此外，肿瘤腺管仅占病变表层的 1/3 或 1/2，而深层由正常腺管组成，因此

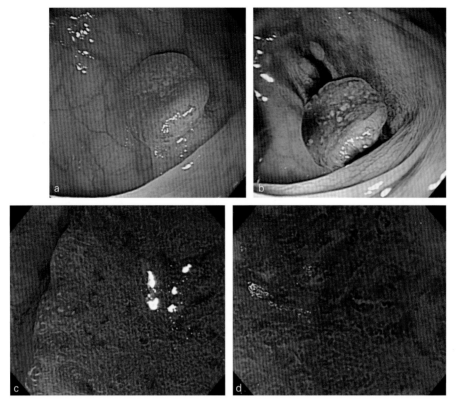

图 2-70　Ⅱa+Ⅱc 型病变（横结肠，11mm）

a　普通内镜像。

b　靛蓝胭脂染色图像，显示了境界清晰的凹陷。

c，d　结晶紫染色放大像，边缘隆起部仅残存少量的Ⅰ型 pit pattern，中心部为 V_N 型 pit pattern，scratch sign（+）。

病理组织学诊断为高分化腺癌，sm3，ly0，v1，n（-）。

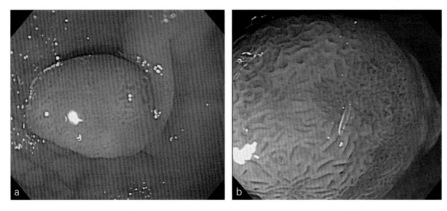

图 2-71　Isp 型病变（乙状结肠，4mm）

a　普通内镜像。

b　靛蓝胭脂染色图像，放大观察为Ⅲ_L-1 型。

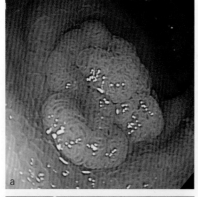
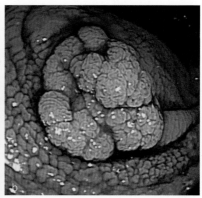
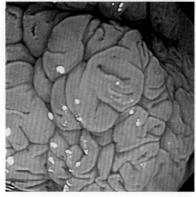

图 2-72　I_S 型病变（横结肠，8mm）

a　普通内镜像。
b　靛蓝胭脂染色成像。
c　靛蓝胭脂染色成像，放大观察为IV_V 型。

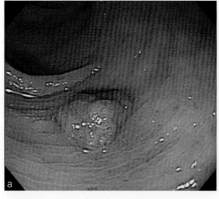
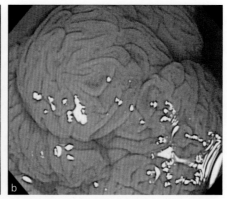

图 2-73　I_S 型病变（乙状结肠，7mm）

a　普通内镜像。
b　靛蓝胭脂染色成像，放大观察为IV_B 型。

多呈现 2 层构造。Ⅱa+dep 型中也有一些病变，上方是Ⅱa 型形成隆起部，而侧方则形成 LST。

　　LST 颗粒型（图 2-78，图 2-79）又可称为Ⅱa 集簇型，pit pattern 多呈Ⅲ_L 型、Ⅳ型，这与普通的Ⅱa 型或Ⅰs 型息肉相类似。均匀颗粒型中几乎没有 sm 癌。

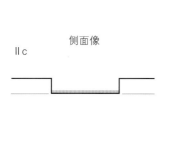

側面像
Ⅱc

正面像（色素成像）

有星芒状或面状的凹陷

pit pattern
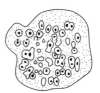
Ⅲs 或 Vᵢ 型，短时间内
移行为 Vₙ 型

Ⅱa+dep

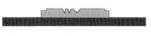
侧面像无明显的凹陷

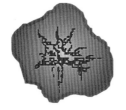
即使有色素沉积也无凹
陷面，成棘状不整

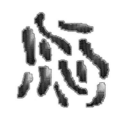
非凹陷型Ⅲₛ，而是隆起型
腺瘤的Ⅲₗ型

图 2-74　Ⅱc 和 Ⅱa+dep 的区别

Ⅲₗ-1 群（仅由管状型 pit 构成）

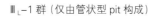
由管状型 pit 构成

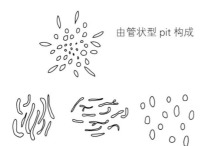
主要形态：隆起型

Ⅲₗ-2 群（Ⅲₗ型和Ⅰ型构成）

Ⅰ型　　　　Ⅲₗ型

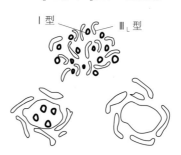
LST 型

图 2-75　Ⅲₗ型 pit pattern 的亚分类

混合有粗大结节或伴有溃疡时则表现为Ⅴ型，发生了 sm 浸润。

非颗粒型中，平坦隆起型的 pit pattern 多由Ⅲₗ型、Ⅳ型组成。伪凹陷型（pseudo-depressed type）（图 2-80），边缘部呈花瓣状突出，边缘部的 pit pattern 多为Ⅲₗ型和Ⅰ型混合型（Ⅲₗ-2 群）。这正体现了肿瘤的置换性发育，向周围正常黏膜进展。组织学上也多呈现出肿瘤腺管的深层中残存正常腺管的 2 层构造。伪凹陷型与肉眼形态的Ⅱc(+Ⅱa)型很难鉴别，后者有明显的凹陷面且与正常黏膜界限清楚，而前者的"凹陷"不明显，呈盆状凹陷。此外，Ⅱc (+Ⅱa) 型的 pit pattern 为Ⅲs 型，边缘（隆起）部是Ⅰ型，与此

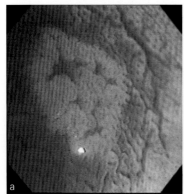 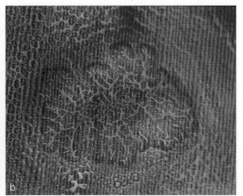

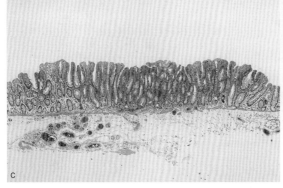 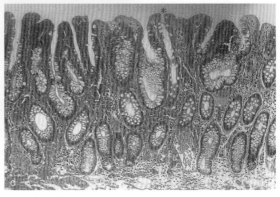

图 2-76 表现为 Ⅲ_L-2 群 pit pattern 的 Ⅱa+dep 病变

a 靛蓝胭脂染色成像，表面呈 "鲑鱼卵" 状。

b 实体显微镜像。Ⅲ_L 型和 Ⅰ 型 pit 混合存在。

c，d 组织像。可见 2 层结构，肿瘤腺管局限在表层，深层残存正常腺管。

相对，典型的 pseudo-depressed type 其 pit pattern 特征是中心部为 Ⅲ_L 型（Ⅲ_L-1 群），边缘部 Ⅲ_L 型与 Ⅰ 型混合存在（Ⅲ_L-2 群）。一部分 pseudo-depressed type 中心部的 pit pattern 也可为略小的 Ⅲ_S 型，不论是肉眼形态还是 pit pattern 都与 Ⅱc（+ Ⅱa）型很难鉴别，可认为是介于两者之间的中间性病变。大的 LST 非颗粒型中 m 癌，sm 癌较多。上述病变中，pit pattern 也表现为 V_I 或 V_N 型。

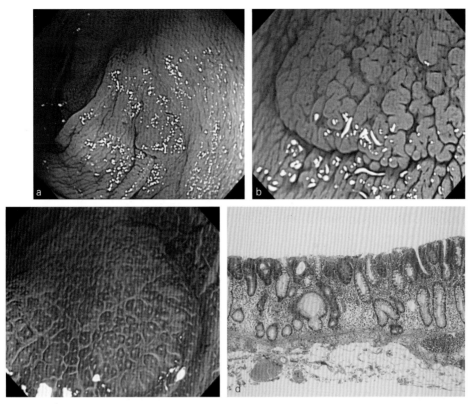

图 2-77 表现为 III_L-2 群 pit pattern 的 IIa 型病变

a 少量色素内镜像。   b 靛蓝胭脂染色后放大像。

c 结晶紫染色后放大像。   d 组织像。表层有中度异型腺瘤。

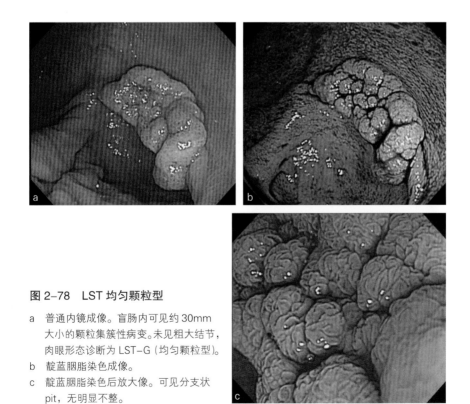

图 2-78 LST 均匀颗粒型

a 普通内镜成像。盲肠内可见约 30mm
   大小的颗粒集簇性病变。未见粗大结节,
   肉眼形态诊断为 LST-G(均匀颗粒型)。

b 靛蓝胭脂染色成像。

c 靛蓝胭脂染色后放大像。可见分支状
   pit,无明显不整。

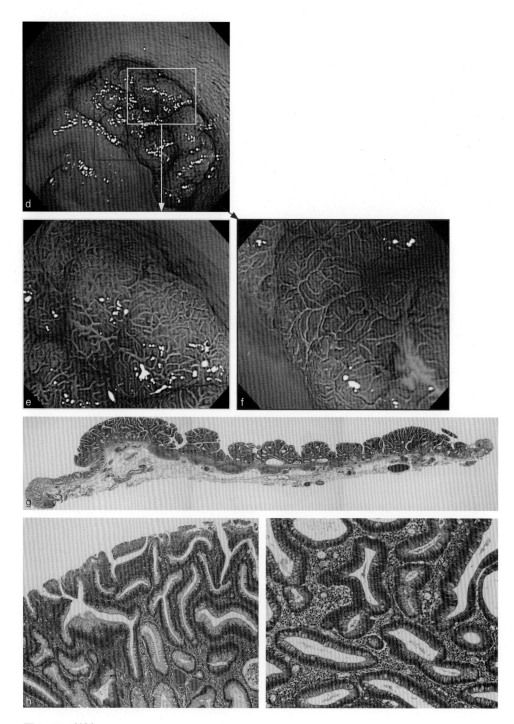

图 2-78 （续）

d 结晶紫染色成像。

e，f 同放大像。

g ~ l 病理组织标本。

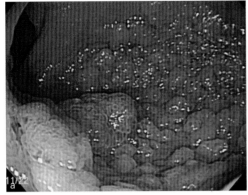 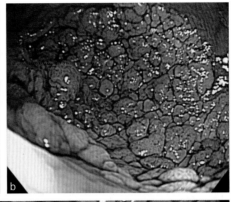

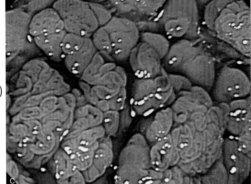

图 2-79　LST 均匀颗粒型（Ra-b，60mm）

a　普通内镜像。

b　色素成像。

c　放大像。Ⅳ型 pit pattern。病理组织诊断为 m 癌。

专栏

为什么人们对"重要的事物"视而不见？

　　人们总是会发现在心中曾经留有印象的事物，而心中从未描绘过的事物则往往会忽视。

　　那么，我们每天进行的大肠内镜检查其观察点应该落在哪儿呢？我认为应该遵循"普通观察—放大观察—普通观察"的观察方法，也就是"先看森林，再看树木，然后再看森林"。注意细节的同时也要观察"森林"的整体情况。观察"树木"的时候，不但要十分认真地观察这棵树本身，同时也应将其当做是整体中的一棵树来观察。时常有人批评我说"过度拘泥于细节"。但这并不意味着普通观察时注重细节不好。重要的是应该考虑观察的落脚点位于何处。在诊断时将普通观察和放大观察进行协作和整合，这点是极为重要也是不可让步的。只看森林或只看树木而进行的诊断或治疗并不是本质上的诊断。

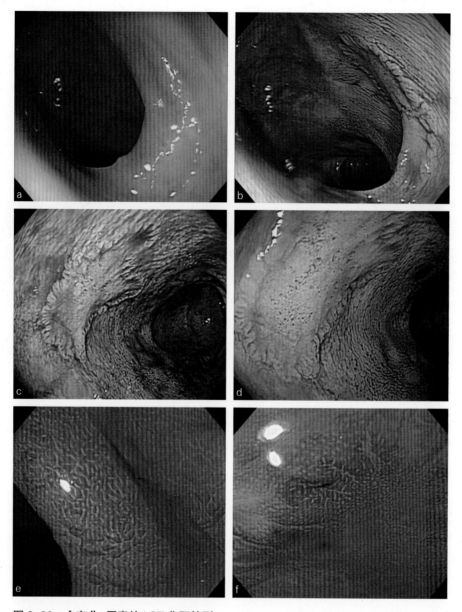

图 2-80　含有 Ⅱ_C 因素的 LST 非颗粒型

a　普通内镜像。

b ~ d　色素成像。可见凹陷界限清晰与不清的部分。

e，f　放大像。呈现 Ⅲ_L 型 pit pattern，边缘的 pit 呈突出状。

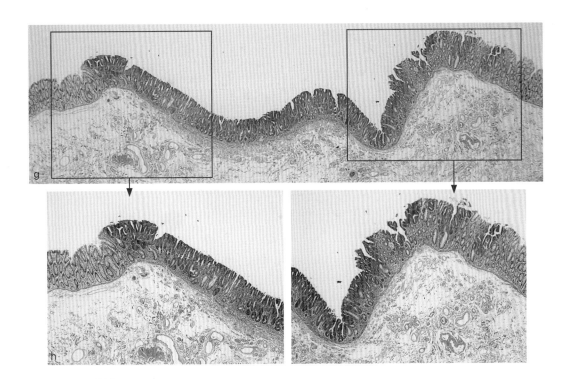

图 2-80（续）

g ~ i　组织像。边缘部可见肿瘤腺管和正常腺管的 2 层构造。

10. 侧向发育型肿瘤（LST）的 pit pattern 特征

a. 历史背景

Laterally spreading tumor（LST）是 1993 年笔者所提倡的对特征性大肠肿瘤性病变所作的命名。关于大肠肿瘤性病变（不包括进展期癌）的肉眼形态学分类，虽然沿用至今的仍是根据胃癌的研究结果总结出的分类法（Ⅰ型、Ⅱ型、Ⅲ型），但是随着内镜检查的发展和检查器械的增加，发现许多这些分类法无法完全包含的病变。具体就是指肿瘤的直径相较于肿瘤的高度更大的病变，即相比垂直上方更倾向水平方向发育进展的一类病变。胃的病变中有一种为"表层放大型"病变，由于其特殊性而未被包含在分类中。另外在大肠中，有一种病变由数个结节构成，笔者称之为"结节集簇样病变"，但我们也注意到尚有一种平坦型病变是没有结节的，这样一来，"结节集簇样病变"就无法表现出来了，于是提出了 LST 的概念。

也有一些学者严守现行的肉眼形态学分类，提出将其归入大的Ⅱa 型病变中，形成了赞成和否定两种观念。但现今 LST 已经得到了广泛的理解，由于用 LST 来表现，很多消化系的医生能够很容易地联想到病变的形态和病理学特征，尤其对于年轻的一代来说，也并没有不适感而更倾向于广泛应用。

另外，还有一种观点认为 LST 的定义应限定肿瘤的直径在 10mm 以上。当初考虑的是，如果是 10mm 以上的病变，由于其与隆起型病变不同，应该能够判断出是侧向发育型病变，经过上述的研讨笔者提出了能够把握住 LST 特征的定义。对于 10mm 以下的病变，我们也考虑过把 LST 的概念扩展进去，但是病变越小越难判断是横向发育还是垂直发育，这个矛盾也是事实存在的，那么就需要某些规则来进行限制。

于是笔者在 1999 年 9 月以后的 pit pattern 研讨中决定，如果 10mm 以下的病变有 3个以上颗粒的或者是边缘能观察到伪足的病变也归入 LST 的范围。

b. LST 的分类和病理学特征

在理解 LST 的 pit pattern 之前，有必要把握 LST 的分类和病理学特征。LST 根据其形态学特征，大体上分为颗粒型（granular）和非颗粒型（non-granular）两大类，前者又根据粗大结节的有无分为 homogeneous（LST-G-H）和 nodularmixed（LST-G-M）两类，后者又根据有无凹陷分为 flat（LST-NG-F）和 pseudo-depressed（LST-NG-PD）两类，总计分为 4 个亚类。

笔者研究了这些病变的病理学特征（表 2-7）。对象是 1985 年 4 月 ~2003 年 12 月在秋田红十字医院消化系统疾病中心内镜下或外科切除的 LST 病变，共计 846 例，肿瘤直径在 10mm 以上。其中 LST-G-H 亚类 256 例,LST-G-M 亚类 138 例,LST-NG-F 亚类 348 例,LST-NG-PD 亚类 104 例。

虽然 LST 总体的担癌率是 32.4%，但是 sm 癌率仅为 7.6%。

然而 4 个亚分类之间研究起来数值也是不一样的。LST-G-H 亚类和 LST-NG-F 亚

表 2-7　LST 的担癌率

	LST-G-H	LST-G-M	LST-NG-F	LST-NG-PO	合计
病变数	256	138	348	104	846
早期癌	71	80	72	51	274
（%）	(27.7)	(58.0)	(20.7)	(49.0)	(32.4)
m 癌	66	53	57	34	210
	(25.8)	(38.4)	(16.4)	(32.7)	(24.8)
sm 癌	5	27	15	17	64
	(2.0)	(19.6)	(4.3)	(16.3)	(7.6)

类担癌率分别为 27.7% 和 20.7%，sm 癌率分别为 2.0% 和 4.3%。与这两类担癌率的低值相比，LST-G-M 亚类和 LST-NG-PD 亚类的担癌率分别为 58.0% 和 49.0%，而且 sm 癌率分别为 19.6% 和 16.3%，均呈明显高值。

　　如上所述，LST 有从形态学和病理学上分类的必然性，以这些作为背景来理解 pit pattern 是必要的。

c. LST 中 pit pattern 的特征（表 2-8）

　　LST 的形态特征包括病变大、可见多个颗粒或结节部分，还包括伪足样部分等，pit pattern 也根据其形态特征而呈现出多种多样的形式。由于这个原因，在研究了 LST 中 pit pattern 的特征后，关于选择哪个 pit pattern 就成了问题。从诊断病变的角度来看，预示癌症的 V 型应该是优先的，但又考虑到仅有 V 型是无法完全反映病变特征的。基于上述考虑，在这次的研究中将主要讨论病变各种类型的 pit pattern。

　　本研究中以 432 例 LST 病变为研究对象，其中 LST-G-H128 例、LST-G-M36 例、LST-NG-F202 例、LST-NG-PD66 例。主要研究这些病变中 pit 的组成情况（除去预示癌的 V 型），包括 III_L-1 型（没有分支的杆状）、III_L-2 型（III_L 型和正常腺管混合）、IV_B（IVbrunch）型（有分支的长杆状）和 IV_V（IV villous）型（脑回状或绒毛状），并计算它们相对于总体各自所占的比例（图 2-81）。

1）全部 LST 中 pit pattern 的构成

　　从全部 LST 中 pit pattern 构成来看，III_L-1 型 36.1%、III_L-2 型 48.1%、IV_B 型 29.4%、IV_V 型 14.8%。总体来看，III_L-2 型病变较多，IV_V 型病变较少。但是，由于 LST 各亚类之间的病例数存在差异，因此很难说能代表全部 LST 的特征，于是笔者对各个亚类分别进行了研究。

　　LST-G-H 亚类中 IV_B 型高达 54.7%，III_L-1 型居其次占 43.0%，而 IV_V 型仅占 27.3%。然而 LST-G-M 型中 IV_V 型所占比例最高，达 58.3%，其次是 IV_B 型 55.6%。值得关注的是，在混有正常腺管的 III_L-2 型只有一例，仅占 2.8%。根据以上所示，LST 颗粒型病变 LST-G-H 亚类和 LST-G-M 亚类中，隆起呈集簇样形态的病变其 pit pattern 基本由呈分支长杆状的 IV_B 型构成，而有明显隆起的 LST-G-M 群中则以 IV_V 型为主体，这就反映出形态不同则其 IV_V 型的组成构造也不同（图 2-82，图 2-83）。

表 2-8　LST 中各 pit pattern 所占比率

	LST-G-H	LST-G-M	LST-NG-F	LST-NG-PO	合计
病变数	128	36	202	66	432
III_L-1	55	10	77	14	156
（%）	(43.0)	(27.8)	(38.1)	(21.2)	(36.1)
III_L-1	29	1	131	47	208
	(22.7)	(2.8)	(64.9)	(71.2)	(48.1)
IV_b	70	20	29	8	127
	(54.7)	(55.6)	(14.4)	(12.1)	(29.4)
IV_V	35	21	8	0	64
	(27.3)	(58.3)	(4.0)	(0.0)	(14.8)

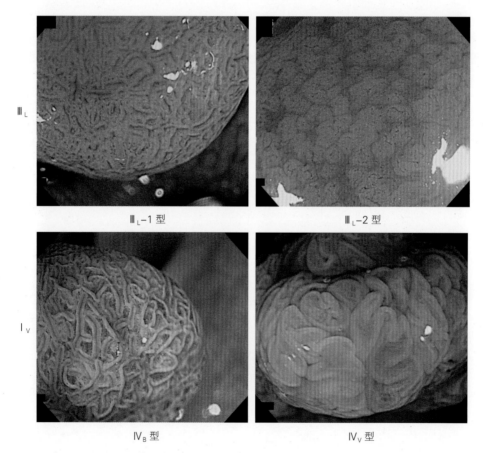

III_L　　　　III_L-1 型　　　　III_L-2 型

I_V　　　　IV_B 型　　　　IV_V 型

图 2-81　III_L 型和 IV 型的亚分类

　　LST-NG-F 群中以 III_L-2 型及 III_L-1 型为主体，分别占 64.9%、38.1%，IV_V 型也占了 4.0%。虽然 LST-NG-PD 群中也有类似的倾向，但 III_L-2 型升至 71.2%，III_L-1 型却减半 为 21.2%，而 IV_V 型不存在。由于印象中 LST-NG-PD 群凹陷部分大多为细小杆状的 pit （小型 III_L），因此检索后发现 LST-NG-F 群中小型 III_L 占 22.3%（45/202），而 LST-NG-PD

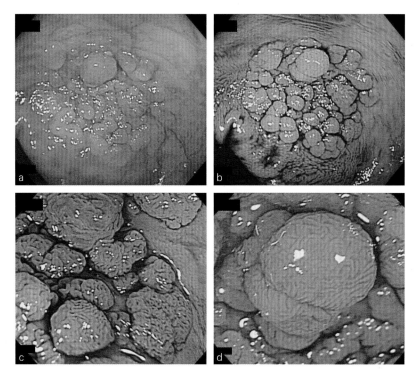

图 2-82　LST-G-H 病例（升结肠，20mm）

升结肠，肿瘤直径约 20mm 的病变，喷洒靛蓝胭脂染色后可见病变整体由均匀一致的颗粒构成。放大观察可见 IV_B 及 III_L-1 型的 pit。病理诊断为中度异型腺瘤。

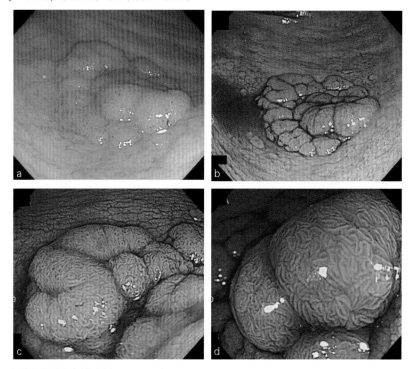

图 2-83　LST-G-M 病例（Rb，27mm）

直肠 Rb，肿瘤直径约 27mm 的病变，喷洒靛蓝胭脂染色后可见扁平的颗粒与稍大的 I_S 样隆起混合存在。放大观察可见隆起部以 IV_B 型 pit 为主体但也可看到 IV_V 型 pit。病理诊断为中度异型腺瘤。

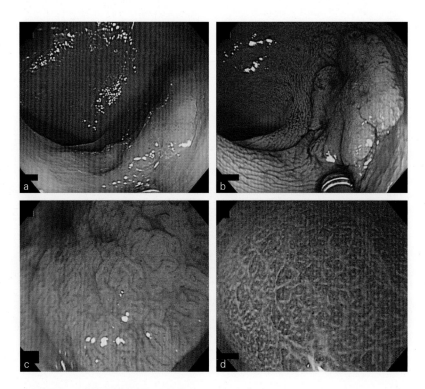

图 2-83　LST-NG-F 病例（横结肠，17mm）

横结肠，肿瘤直径约 17mm 的病变，喷洒色素后可见病变呈均匀扁平状，肛侧可见花瓣样。靛蓝胭脂染色后放大观察可见管状的 pit，但结晶紫染色后可见混有 I 型 pit，故判断为 III$_L$-2 型。病理诊断为中度异型腺瘤。

群则占 33.3%（22/66），还是有一定差别的。基于上述，LST 非颗粒型中以 III$_L$-2 型为主体，与 LST 颗粒型的 IV 型主体完全不同。LST 非颗粒型绝大部分病变其肿瘤高度都较低，且以正常腺管和肿瘤腺管混杂在一起的 III$_L$-2 型为主体，因此可以认为在组织构筑上和正常黏膜属同等水平。虽然在 LST-NG-F 群和 LST-NG-PD 群中可以看到 III$_L$-1 型及小型 III$_L$ 所占的比例不同，但还不足以说明形态上的差异。原因是 LST-NG-PD 群中凹陷部分 pit pattern 由于腺管的密度很高，通常被认定为 V$_I$ 型，而且在组织学上也认为和癌症是相关的（图 2-84，图 2-85）。

2）肿瘤直径和 pit pattern 的构成（表 2-9）

　　关于肿瘤直径的研究就像之前叙述的一样，正在探讨将 LST 放大应用于 10mm 以下的具有一定特征的病变，LST-G-H 群中肿瘤直径在 10mm 以下的病变 III$_L$-1 型占 66.7%，10~14mm 的 III$_L$-1 型占 64.0%，III$_L$-2 型也占 44.4%~30.0%，但肿瘤直径在 20mm 以上的病变中 IV$_B$ 型的比例几乎占到 7 成。LST-G-M 群肿瘤直径小的病变虽然也有 III$_L$-1 型，但仍以 IV$_B$ 型为主体，肿瘤直径在 10~14mm 的病变中 IV$_B$ 型占 85.7%。另外肿瘤直径在 15mm 以上的病变中 IV$_V$ 型的比例也增大，30mm 以上的病变则全部为 IV$_V$ 型。

　　LST-NG-F 群和 LST-NG-PD 群的共通点是 III$_L$-2 型所占的比例都很高。LST-NG-F 群随着肿瘤直径的增大，也有 IV$_B$ 型、IV$_V$ 型的出现，但 LST-NG-PD 群中则完全没有 IV$_V$

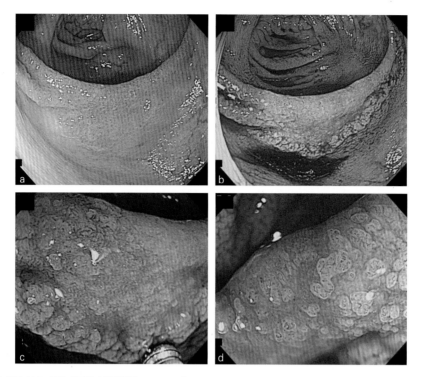

图 2-85 LST-NG-PD 病例（横结肠，50mm）

横结肠，肿瘤直径约 50mm 的病变，喷洒色素后可见病变呈均匀平坦形态，病变边缘部可见微小的凹凸结构，中央部平坦并可见小的凹陷。放大观察边缘部呈 Ⅲ$_L$-2 型，中央部呈小型 Ⅲ$_L$ 型或不规则的 V$_I$ 型。病理诊断为高分化腺癌，深度 mm，ly0，v0，n0。

型。

3）癌症和 pit pattern（表 2-10）

如前述，LST 呈现出多样的 pit pattern，笔者对作为代表该病变的 pit pattern 与癌症的正诊和误诊方面进行了研究。其先后顺序为 V$_N$ 型 > V$_I$ 型 > Ⅳ型及 Ⅲ$_L$ 型，Ⅳ型和 Ⅲ$_L$ 型在病变中处于优先位置从而作为该病变的 pit。

研究结果显示，V$_N$ 型中除 LST-G-H 群 3 个病变中的 1 个 m 癌病变，其余都是 sm 癌，诊断的准确率在所有类型 LST 中最高。如以 V$_I$ 型来诊断 m 癌~高度异型性腺瘤，其正诊率 LST-G-H 群 68.6%，LST-G-M 群 75.0%，LST-NG-F 群 71.9%，LST-NG-PD 群 57.1%，如以 V$_I$ 型来诊断全部大肠肿瘤，那么其正诊率约为 90%，这是一个低值。相反，V$_I$ 型在诊断 sm 癌方面 LST-G-H 群 8.6%，LST-G-M 群 20.0%，LST-NG-F 群 12.5%，LST-NG-PD 群 33.3%。大致读了 LST-G-H 群以外关于 V$_I$ 型的病变介绍，发现这些病变中 V$_I$ 型的判定是具有一定难度的。需要强调的是，在 LST-NG-PD 群治疗中有必要经常以 sm 癌相关的治疗方针作为重点。

与此相对，Ⅳ型、Ⅲ$_L$ 型，在各类 LST 中无 sm 癌存在。对 Ⅲ$_L$-1 型、Ⅲ$_L$-2 型、Ⅳ$_B$ 型、Ⅳ$_V$ 型分别进行研究，虽然由于病例数不足而导致无法进行 pit 的比较研究，但还是发现了有较高比例的高度异型性腺瘤的倾向。黏膜内癌在 LST-G-H 群的 Ⅳ$_B$ 型中占 13.8%，LST-NG-F 群的 Ⅲ$_L$-1 型占 11.4%，除此之外，由于黏膜内癌的病例数很少，无法说得很

表 2-9 LST 中 pit pattern 与肿瘤直径的比较

LST-G-H

肿瘤（mm）	<10	10 ~ 14	15 ~ 19	20 ~ 24	25 ~ 29	30 ~	合计
病变数	9	50	22	13	8	26	128
III_L-1	6	32	6	4	2	5	55
（%）	(66.7)	(64.0)	(27.3)	(30.8)	(25.0)	(19.2)	(43.0)
III_L-2	4	15	2	3	3	2	29
	(44.4)	(30.0)	(9.1)	(23.1)	(37.5)	(7.7)	(22.7)
IV_B	2	25	10	9	5	19	70
	(22.2)	(50.0)	(45.5)	(69.2)	(62.5)	(73.1)	(54.7)
IV_V	2	5	5	7	1	15	35
	(22.2)	(10.0)	(22.7)	(53.8)	(12.5)	(57.7)	(27.3)

LST-G-M

肿瘤（mm）	<10	10 ~ 14	15 ~ 19	20 ~ 24	25 ~ 29	30 ~	合计
病变数	2	7	8	8	2	9	36
III_L-1	2	3	1	2	1	1	10
（%）	(100.0)	(42.9)	(12.5)	(25.0)	(50.0)	(11.1)	(27.8)
III_L-2	0	1	0	0	0	0	1
	(0.0)	(14.3)	(0.0)	(0.0)	(0.0)	(0.0)	(2.8)
IV_B	1	6	1	7	1	4	20
	(50.0)	(85.7)	(12.5)	(87.5)	(50.0)	(44.4)	(55.6)
IV_V	0	1	6	4	1	9	21
	(0.0)	(14.3)	(75.0)	(50.0)	(50.0)	(100.0)	(58.3)

LST-NG-F

肿瘤（mm）	<10	10 ~ 14	15 ~ 19	20 ~ 24	25 ~ 29	30 ~	合计
病变数	41	102	27	18	7	7	202
III_L-1	10	44	9	9	3	2	77
（%）	(24.4)	(43.1)	(33.3)	(50.0)	(42.9)	(28.6)	(38.1)
III_L-2	30	72	14	9	2	4	131
	(73.2)	(70.6)	(51.9)	(50.0)	(28.6)	(57.1)	(64.9)
IV_B	6	11	5	4	3	0	29
	(14.6)	(10.8)	(18.5)	(22.2)	(42.9)	(0.0)	(14.4)
IV_V	0	4	1	1	1	1	8
	(0.0)	(3.9)	(3.7)	(5.6)	(14.3)	(14.3)	(4.0)

LST-NG-PD

肿瘤（mm）	<10	10 ~ 14	15 ~ 19	20 ~ 24	25 ~ 29	30 ~	合计
病变数	12	28	10	8	4	4	66
III_L-1	2	6	0	4	2	0	14
（%）	(16.7)	(21.4)	(0.0)	(50.0)	(50.0)	(0.0)	(21.2)
III_L-2	9	18	10	4	3	3	47
	(75.0)	(64.3)	(100.0)	(50.0)	(75.0)	(75.0)	(71.2)
IV_B	0	3	1	1	2	1	8
	(0.0)	(10.7)	(10.0)	(12.5)	(50.0)	(25)	(12.1)
IV_V	0	0	0	0	0	0	0
	(0.0)	(0.0)	(0.0)	(0.0)	(0.0)	(0.0)	(0.0)

表 2-10 高度异型腺瘤、早期癌中的 pit pattern

LST-G-H

	III_L-1	III_L-2	IV_B	IV_V	V_I	V_N
病变数	28	15	29	13	35	3
高度重型腺	9	3	9	5	4	0
(%)	(32.1)	(20.0)	(31.0)	(38.5)	(11.4)	(0.0)
m 癌	1	0	4	1	20	1
	(3.6)	(0.0)	(13.8)	(7.7)	(57.1)	(33.3)
sm 癌	0	0	0	0	3	2
	(0.0)	(0.0)	(0.0)	(0.0)	(8.6)	(66.7)

LST-G-M

	III_L-1	III_L-2	IV_B	IV_V	V_I	V_N
病变数	4	1	3	7	20	3
高度重型腺	2	1	2	2	5	0
(%)	(50.0)	(100.0)	(66.7)	(28.6)	(25.0)	(0.0)
m 癌	0	0	0	0	10	0
	(0.0)	(0.0)	(0.0)	(0.0)	(50.0)	(0.0)
sm 癌	0	0	0	0	4	3
	(0.0)	(0.0)	(0.0)	(0.0)	(20.0)	(100.0)

LST-NG-F

	III_L-1	III_L-2	IV_B	IV_V	V_I	V_N
病变数	44	77	11	5	32	2
高度重型腺	15	20	4	3	11	0
(%)	(34.1)	(26.0)	(36.4)	(60.0)	(34.4)	(0.0)
m 癌	5	2	0	0	12	0
	(11.4)	(2.6)	(0.0)	(0.0)	(37.5)	(0.0)
sm 癌	0	0	0	0	4	2
	(0.0)	(0.0)	(0.0)	(0.0)	(12.5)	(100.0)

LST-NG-PD

	III_L-1	III_L-2	IV_B	IV_V	V_I	V_N
病变数	3	16	2	0	21	2
高度重型腺	2	7	1	0	1	0
(%)	(66.7)	(43.8)	(50.0)	(0.0)	(4.8)	(0.0)
m 癌	0	1	1	0	11	0
	(0.0)	(6.3)	(50.0)	(0.0)	(52.4)	(0.0)
sm 癌	0	0	0	0	7	2
	(0.0)	(0.0)	(0.0)	(0.0)	(33.3)	(100.0)

明确。

d. LST pit pattern 的总结

关于 LST 中的 pit pattern，进行了 LST 亚类和 III_L 型、IV 型亚类的研究。LST 肉眼形态的变化与 pit pattern 的组成结构存在对应倾向，在与肿瘤直径的比较方面也显示出了与 pit 发育的相关性。

在癌症的诊断方面，显示为 V_N 型的病变基本上可以诊断为 sm 癌。在 V_I 型中除 LST-G-H 群外，sm 癌的比例都很高，尤其是在 LST-NG-PD 群中要时刻意识到可能是 sm 癌，并以此来进行诊断和制订治疗方针。

11. pit pattern 诊断与癌的发育进展 ━━━━▶

在肿瘤的诊断和治疗时，判断该病变自发生起发展到了哪个阶段，并研究相对应的治疗方案是非常重要的。即有必要考虑被发现的肿瘤今后会以什么样的速度发育以及作为癌症是否会引起宿主的死亡。无视癌症进展的概念，不考虑其进展速度的诊断学是无意义的，内镜检查本身也就变得没有意义了。

以前，只能进行息肉的诊断，并且全部进行息肉切除术，对于早期癌症的诊断，活检或者息肉切除之后由病理医生来判断。于是 m 癌就不可能在临床上被诊断出来了。但是，近几年，随着凹陷型癌或 LST 等表面型病变的内镜诊断学不断发展，并确定了其相应的 pit pattern，sm 癌的浸润率也逐渐被了解了。相伴随的是，什么应该治疗，什么是最优的治疗方案，什么没有必要治疗等等变得能够确定了。即现在需要将肿瘤进展考虑在内的内镜诊断，并且在此基础上进行治疗（图 2-86）。

a. 病理学角度看大肠癌的发育进展

大肠癌的组织发生，根据其发生过程分两种情况：(1) de novo 癌：发育过程中不经过腺瘤直接由正常黏膜演变而来；(2) adenoma-carcinoma sequence：正常黏膜经过腺瘤而发育成癌。关于大肠癌的发生和发育形态，需确定病变是凹陷型病变、平坦型病变还是隆起型病变，不同形态的病变其癌的进展速度也是不同的。即隆起型肿瘤多为大息肉基础上发生的腺瘤内癌，需要很长时间才能浸润至 sm 层。而与此相对，凹陷型早期大肠癌其特征性病理表现为黏膜全层性的直腺管向黏膜肌层垂直伸展，所以与其他肉眼形态相比，此型即使肿瘤直径很小也存在极高的 sm 率。这就显示出了 de novo 发生的凹陷型癌较其他形态有异常快的发育速度。这两类癌的发生情况不同决定了肿瘤之后的发育进展速度、恶性度、转移等。关于早期大肠癌的发育进展和 pit pattern 的关联如图 2-87所示。

b. 凹陷型的发育进展

凹陷型黏膜全层的腺瘤腺管具有特征性的病理组织学特征，其不似隆起型的分支状腺管，而是长度很短的直腺管向黏膜肌层垂直延伸。其 pit pattern 呈 III_S 型→V_N 型的特征性的 pit 变化（图 2-88）。凹陷型早期癌为 5~7mm，呈现出 IIc、IIc+ IIa 的形态，浸润至 sm。10mm 左右的凹陷性病变随着 sm 深部浸润也呈现出向 IIa+ IIc 变化的一系列的发育过程。同时间质反应（desmoplastic reaction；DR）很强的部分则向 Is+ IIc 进展（图 2-89）。

笔者的病例中，IIa+ IIc 病变 m，sm1 癌其平均直径为 7.3mm，sm2、sm3 群癌其平均直径为 13.6mm。15mm 以上的 IIa+ IIc 型病变全部为 sm 深部浸润癌，这些 15mm 以上的 IIa+ IIc 型病变是绝对需要手术治疗的。

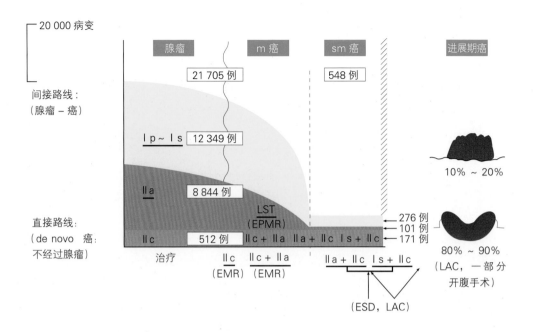

图 2-86 根据肿瘤的发育进展而制订大肠癌的治疗方针

直接发生的 de novo cancer 其进展速度极快，而间接发生的腺瘤由于其发展缓慢，多数可与宿主共存。直接发生的 Ⅱc 型病变较难被发现，很容易被漏诊。因此这类病变的实际病例数较临床报道的要多得多。

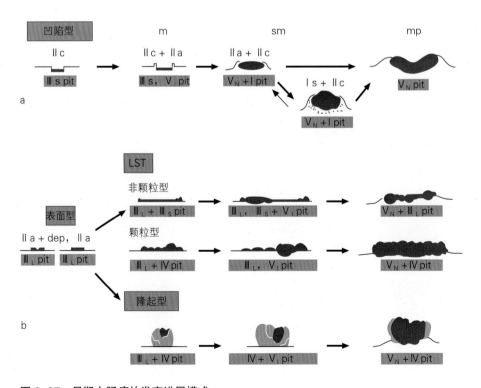

图 2-87 早期大肠癌的发育进展模式

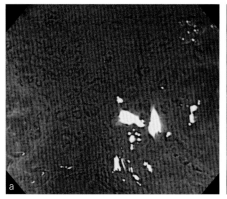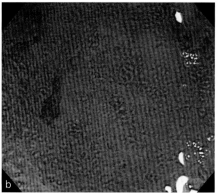

图 2-88　凹陷型癌的特征性 pit pattern

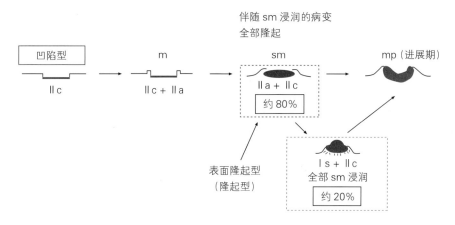

图 2-89　凹陷型病变

　　Ⅰs+Ⅱc 型病变虽然乍一看会被认为是Ⅰs 病变，但是其与Ⅱa+Ⅱc 病变一样存在凹陷面，且凹陷内可见隆起。将这种病变称为Ⅰs+Ⅱc，并提出Ⅱc→Ⅱa+Ⅱc→Ⅰs+Ⅱc 的发育形态变化。所有的Ⅰs+Ⅱc 病变都是 sm1c 以下的深部浸润癌，并且病变大小也是在 10mm 左右。这种Ⅰs+Ⅱc 病变在进行内镜治疗时需格外注意（图 2-90～图 2-92）。

c.小的平坦型肿瘤（Ⅱa，Ⅱa+dep）的发育进展

　　5mm 左右的Ⅱa、Ⅱa+dep 型小的平坦型病变其 pit pattern 几乎都是Ⅲ$_L$型。笔者所在医院自 2001 年 4 月到 2004 年 8 月间切除的病例中诊断为Ⅲ$_L$型的病变有 885 例。其中腺瘤 821 例（92.8%），m 癌 28 例（3.2%），其他（炎性息肉、增生性息肉等）36 例（4.1%），无 sm 癌。也就是说平坦型病变如其 pit 为Ⅲ$_L$型，那么基本上不需要紧急治疗（表 2-11）。这个结果与 1986 年以来的约 1 000 个Ⅲ$_L$型病变的数据是一致的。这类病变，长时间可演变为Ⅳ型，但也有几乎不变化的病例。今后，要着重弄清何种Ⅲ$_L$型病变会演变为Ⅳ

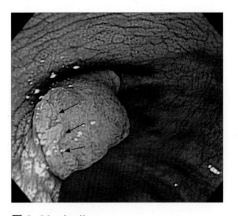

图 2-90　ls+llc

靛蓝胭脂染色后观察可见明显的凹陷面。

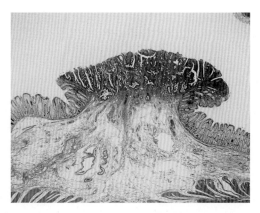

图 2-91　sm 癌，sm1c（浸润距离 1 840 μm）

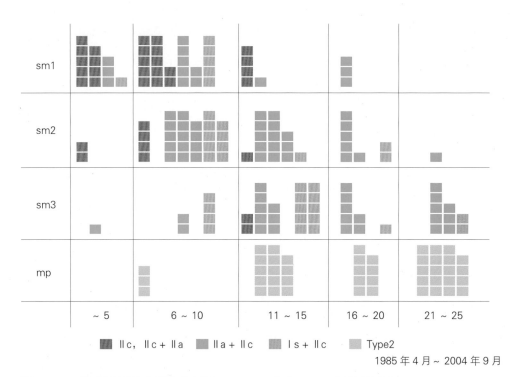

	~ 5	6 ~ 10	11 ~ 15	16 ~ 20	21 ~ 25
sm1					
sm2					
sm3					
mp					

■ llc，llc+lla　■ lla+llc　■ ls+llc　□ Type2

1985 年 4 月 ~ 2004 年 9 月

图 2-92　凹陷型大肠肿瘤的肿瘤直径与 sm、mp 癌（25mm 以下）的研究

型、V 型病变，目前还无法明确鉴别。

> **表现为 III_L 型 pit 的病变中应追加上 lla、lla+dep 型病变。**

d. 大的平坦型肿瘤（LST）的发育进展

LST 主要是向侧方发育进展的，与凹陷型或隆起型相比，肿瘤直径越大 sm 浸润癌越多。

表 2-11 Ⅱa、Ⅱa+dep (n=885) 中诊断为 Ⅲ_L 型 pit pattern 的病变

	Ⅲ_L 型 pit pattern（肿瘤 <10mm）
腺瘤	821 (92.8%)
黏膜内癌	28 (3.2%)
黏膜下层癌	0 (0%)
其他	36 (4.1%)

表 2-12 各种肉眼形态病变 sm 浸润度与术前 pit pattern (n=105)

肉眼型 \ pit pattern	隆起型 (n=56)		平坦型 (n=25)		凹陷型 (n=24)	
	sm1a, b	sm1c-3	sm1a, b	sm1c-3	sm1a, b	sm1c-3
V_N	0	24	1	13	1	21
V_I、Ⅲ_S、IV	9	24	7	4	2	0

2001 年 4 月~2003 年 7 月

　　然而与颗粒型肿瘤比较，非颗粒型肿瘤直径从 10mm 左右开始就伴随 sm 浸润，而且超过半数为 2cm 以上的病变。也就是说这种类型的病变接近凹陷型，即使病变很小也伴随 sm 浸润。这种 LST 非颗粒型与凹陷型病变一样都是朝大肠进展期癌症发育的途径之一。LST 病变原本是从 Ⅱa 或 Ⅱa+dep 这样的病变发育而来的，既有隆起型 (Is, Isp, Ip) 的形态变化和也具备 LST 侧向发育特点。LST 的 pit pattern 主要是 Ⅲ_L 型，颗粒型 (LST-G) 以 Ⅲ_L-1 型（仅由 Ⅲ_L 型 pit 构成）居多，非颗粒型 (LST-NG) 以 Ⅲ_L-2 型（Ⅲ_L 型中混杂着 Ⅰ 型 pit) pit 为特征。非颗粒型 pit 经过小型 Ⅲ_L 或者是 Ⅲ_L+ Ⅲs 变化为 V 型。颗粒型 pit 则从 Ⅲ_L 型变化为 IV 型，和隆起型一样经过一系列过程变为 V 型。

LST-NG 的特征性 pit 是 Ⅲ_L-2 型。

e. 隆起型的发育进展

　　隆起型在进行内镜检查时很容易被识别，几乎都是腺瘤，pit pattern 为 Ⅲ_L 型或IV型。从 pit pattern 和 sm 浸润癌的关系来看，V_N 型基本上都是 sm 深部浸润的（sm1c 以下），V_I 型 pit pattern 也有深部浸润的病变（表 2-12）。与平坦型和凹陷型相比较，隆起型病变由于 sm 癌中呈现出 V_N 型的比例很小，因此在判断浸润深度时应十分注意。众所周之，即使是超声对隆起型病变诊断的准确度也很低。

f. 从随访的病例来看大肠息肉的进展史

　　对小的平坦型和隆起型肿瘤（平均径 4.1mm）的 236 个病例进行 6 个月以上的观察研究（观察时间 6~148 个月），初次观察和最终观察相比大小增大 2mm 以上的病例仅占百分之几，增大的 2mm 往往经过了 4 年以上的时间（表 2-13）。而且，形态和 pit pattern 基本没有变化（表 2-14，图 2-93，图 2-94）。

表 2-13　随访病例大小的变化与观察时间

a. 平坦型肿瘤（130 例）

大小的变化	腺瘤数	观察时间（月）
增大 2mm 以上	6（4.6%）	48.2 ± 47.8
不变	124（95.4%）	24.5 ± 26.9

b. 隆起型腺瘤（106 例）

大小的变化	腺瘤数	观察时间（月）
增大 2mm 以上	7（6.6%）	48.6 ± 42.6
不变	99（93.3%）	19.2 ± 17.0

表 2-14　随访病例肉眼形态的变化

初次肉眼形态（病变数）	最终肉眼形态					
	Ⅰp	Ⅰsp	Ⅰs	Ⅱa	Ⅱa+dep	LST
Ⅰp（10）	8（80%）	2				
Ⅰsp（44）		43（97.7%）	1			
Ⅰs（52）		7	45（86.5%）			
Ⅱa（97）		2		93（95.9%）	2	
Ⅱa+dep（31）			2	1	28（90.3%）	
LST（2）						2（100%）
合计	8	54	48	94	30	2

　　仅由规整的Ⅲ_L型 pit pattern 组成的平坦型或隆起型腺瘤，经过数年时间几乎没有变化，对于这样的病变来说，没有早期紧急内镜治疗的必要。

g. 按发育形态分类的 sm 浸润度

　　按发育形态分类的 sm 浸润度如表 2-15 所示。10mm 以下诊断为 sm 癌的比例，凹陷型占 21.3%，平坦型占 0.05%，隆起型占 0.5%。21mm 以上的凹陷型占 5.2%，平坦型占 21.1%，隆起型占 27.7%。由此可见很小的凹陷型病变已经出现了 sm 浸润。与此相对，凹陷型以外的其他类型则慢慢地向侧方生长，超过 20mm 的平坦型病变有 1/4 向 sm 移行，浸润至黏膜下层，相同大小的隆起型病变有 1/3 进展为 sm 癌。由此可见凹陷型病变其深度进展的速度是其他类型的 3 倍以上。

h. 早期大肠癌的发育进展模式—sm 浸润和 pit pattern

　　Ⅱc 病变在很小的阶段就开始了 sm 浸润。伴随着深部浸润的同时一部分肿瘤的大小会增大，形态也大多向Ⅱa + Ⅱc 变化。另有一部分间质反应很强的病变随着癌量的增多，凹陷内呈明显的隆起而向Ⅰs + Ⅱc 变化。

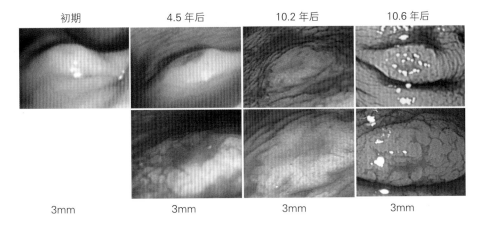

初期　　　　　4.5 年后　　　　　10.2 年后　　　　　10.6 年后

3mm　　　　　3mm　　　　　3mm　　　　　3mm

图 2-93　长期随访的病例（Ⅱa+dep，ⅢL 型 pit pattern）

下段经过放大观察 10 年以上，形态和大小基本没有变化。

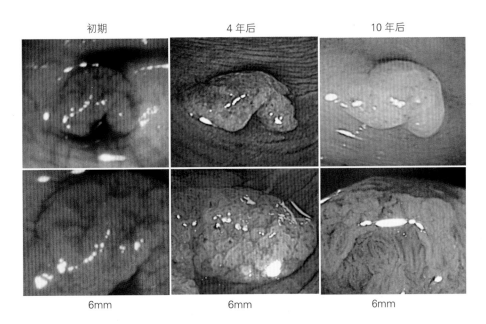

初期　　　　　4 年后　　　　　10 年后

6mm　　　　　6mm　　　　　6mm

图 2-94　长期随访的病例（Ⅱa，ⅢL 型 pit pattern）

下段经过放大观察 10 年以上，形态和大小基本没有变化。

　　这就是向进展期癌发育的两种类型。从早期发现、早期治疗的观点出发，内镜下的治疗应发现可能的Ⅱc、Ⅱc＋Ⅱa病变，并用 EMR 方法治疗是很重要的。

> **应用 EMR 治疗，应尽可能发现Ⅱc、Ⅱc＋Ⅱa 阶段的病变。**

i. 从凹陷型早期癌和小型进展癌来看大肠癌的组成

　　10mm 以下的凹陷型病变 sm 癌的发生率很高，而 15mm 以上的病变 sm 癌数量则减少。这表明了凹陷型病变在很小的阶段就有向进展期癌发展的可能性。

表 2-15　大肠肿瘤 sm 深部癌的比率

	肿瘤直径（mm）			合计
	1 ～ 10	11 ～ 20	21 ～	
凹陷型	83/390	64/101	14/269	161/760
	（21.3%）	（63.4%）	（5.2%）	（21.1%）
平坦型	4/7 574	27/699	59/280	90/8 553
	（0.05%）	（3.9%）	（21.1%）	（1.1%）
隆起型	56/10 184	147/1 451	65/235	268/11 870
	（0.5%）	（10.1%）	（27.7%）	（2.3%）
合计	143/18 148	238/2 251	138/784	519/21 183
	（0.8%）	（10.6%）	（17.6%）	（2.5%）

1985 年 4 月 ～ 2004 年 3 月，2001 年 4 月 ～ 2004 年 3 月（进行）

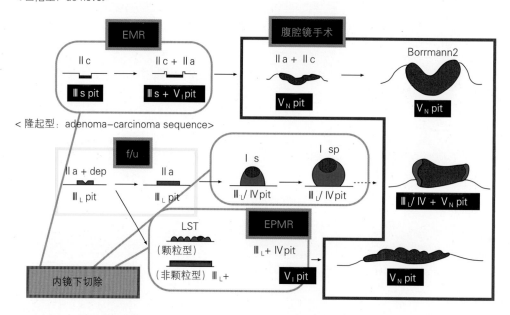

图 2-95　从大肠肿瘤的 pit pattern 来看发育进展和内镜治疗的基本

　　这些凹陷型的 sm 癌和小型进展癌的便潜血反应（FOBT）多数呈阴性，就现在的检查体系来说，包含 FOBT 检查在内没有症状的人很少进行内镜检查。换言之，由于没有检查的机会，这些小的 sm 癌和小型进展癌是无法被发现的。将来，如对高危年龄的人们都能做内镜筛查，那么就能证明凹陷型病变实际发生的频率了。总之，无论怎么说凹陷型病变都是临床上难以捕捉到的病变。

j. 从 pit pattern 看发育进展

pit pattern 和发育进展的关系可以用图 2-95 显示的发育进展模式来表示。直接发生的 de novo 癌的发育进展中 pit pattern 的变化是 $III_S \rightarrow V_N$，间接发生的腺瘤 – 癌顺序是 $III_L \rightarrow IV \rightarrow V_I \rightarrow V_N$。$III_L$ 型的发育比较缓慢，即使是 10 年也基本没有变化。与此相比，发育迅速的大肠癌，de novo 发生的 pit pattern 中主要为 III_S 型、V_N 型，重要的是如何在临床中早期发现，并及时进行内镜治疗。

> **de novo 癌中 III_S 型、V_N 型 pit pattern 很重要。**

k. 大肠癌的基因异常

K-ras 的变异参与了早期 adenoma–carcinoma sequence，并与腺瘤的形态有关。K-ras 的变异率在隆起型腺瘤中很高，在凹陷型腺瘤中较低。

关于 IIc 型病变的其他基因，目前还不是很明确，藤井们的研究认为与 LOH5q17p、18p 相关。关于 IIc，de novo cancer 的基因分析，期待今后会被日本的哪位基因学家研究清楚吧。

> **IIc，de novo 癌的基因特征**
> **K-ras（–）**
> **LOH 5q17p、18p 参与**

12. 从 sm 癌到 mp 癌形态学的 急剧变化

a. 逆行追踪 sm 癌及 3cm 以下的进展期癌

　　大肠癌从初期到终末期的形态变化巨大，很难观察其变化过程。但是近年，随着逆行追踪病例的收集，对于 sm 癌到 mp 癌的形态学变化也积累了一些经验。这些病例中，凹陷型 sm 癌，特别是 smlc 以下的 sm massive 癌形态变化很大，有些病例凹陷边缘部即 I 型 pit 环绕的部分呈现出洋葱样外观，并呈逆喷射状所见。还有一些病例凹陷部呈 V_I 或 V_N 型 pit pattern 并延伸至肿瘤 pit 的边缘，形成不规则的凹陷边缘，这两种病例差别很大（图 2-96~ 图 2-99）。特别是随着癌变的深入浸润，逆喷射所见（逆浸润像）的出现频率也逐渐升高（表 2-16）。

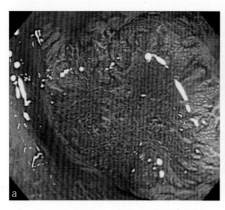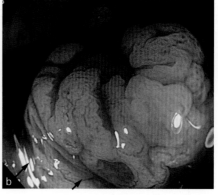

图 2-96　凹陷型 sm 癌的凹陷边缘形态

a　无逆喷射所见的凹陷型 sm 癌。可以看到肿瘤部向凹陷边缘伸展，呈现出不规则的边界。

b　伴随逆喷射所见的凹陷型 sm 癌。凹陷局部的周围被 I 型 pit 包围，呈洋葱样外观，并可看到逆喷射所见。

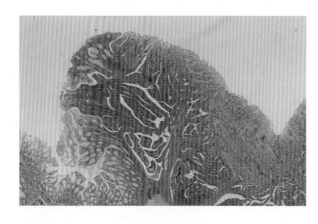

图 2-97　逆喷射所见（逆浸润像）的 组织学图像

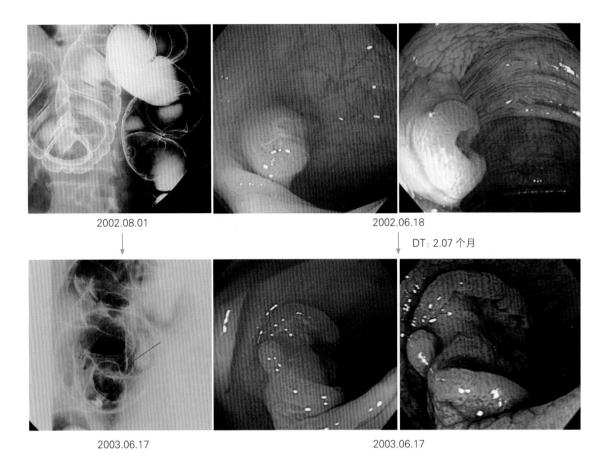

2002.08.01   2002.06.18

DT：2.07 个月

2003.06.17   2003.06.17

图 2-98　5mm 大小的 Ⅱa+ Ⅱc 型 sm 癌 (预计深度为 sm2) 经过 11 个月发展到了大小为 17mm 的 2 型进展期癌的病例

肿瘤倍增时间 (DT) 是在 2.07 个月发生了急剧的进展。

　　同样的，观察的 9 例 LST 病例中有 2 例 (22.2%) 可见 Ⅴ 型 pit pattern 的病变内隆起逐渐变大 (图 2-100)，2 例 (22.2%) 凹陷区域扩大，1 例肿瘤部分自然脱落。同时，在隆起型 sm 癌中也可观察到病变凹陷范围的扩大。3cm 以下 mp 癌的病例与凹陷型 sm 癌相比，局部凹陷、环堤样边缘的改变及逆浸润像的出现频率都较高 (图 2-101)。

b. 凹陷型 sm 癌凹陷边缘放大内镜所见的意义

　　有报道指出，凹陷型早期大肠癌大多数在病变初期呈星芒状样凹陷，大小在 5mm 左右，并向 sm 癌浸润 (初期阶段)。然后，7~10mm 时向 smlc 以深浸润并呈现出不规则凹陷，向 Ⅰs+ Ⅱc 或 Ⅱa+ Ⅱc 型 (浸润阶段) 变化，最终发展成 2 型进展期癌 (进展阶段) (图 2-102)。

　　凹陷型癌的凹陷边界呈 Ⅲs 型或 Ⅴ 型 pit 向侧方伸展，并且可以观察到逆浸润像 (逆喷射所见)。这期间的逆浸润像常在浸润癌的凹陷边缘隆起处被观察到，提示黏膜下癌灶

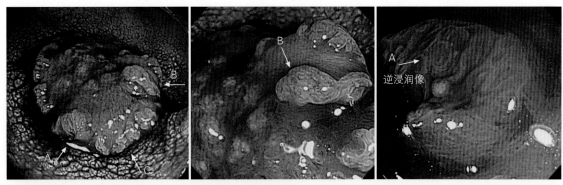

2002.08.27

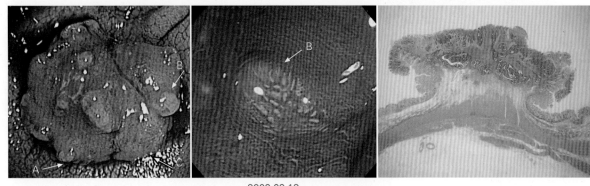

2002.09.13

图 2-99　Ⅱa+Ⅱc型 sm 癌经过 17 天凹陷边缘出现形态变化的病例

2002 年 8 月 27 日放大内镜图像 B 处可见与凹陷边缘接续的正常黏膜，还可看到 A 处的逆浸润像（逆喷射所见）。
2002 年 9 月 13 日的放大内镜图像中 B 处的正常黏膜则变成了岛状。

表 2-16　逆喷射所见（逆浸润像）的出现率与癌的浸润度

(n=52)

	—	1+ ≤ 1/3 周	2+ 1/3 ~ 2/3 周	3+ 2/3 周≤
A　sm1a ~ b (n=9)	4 （100%）	0	0	0
B　sm1c ~ 2 (n=12)	8 （66.7%）	4 （33.3%）	0	0
C　sm3 (n=14)	6 （42.9%）	3 （21.4%）	3 （21.4%）	2 （14.3%）
D　mp (n=17) 　 ≤ 2.5cm	4 （23.5%）	5 （29.4%）	3 （17.6%）	5 （29.4%）

B：C；p=0.18　B：D；p=0.0101　C：D；p=0.193　B+C：D；p=0.027

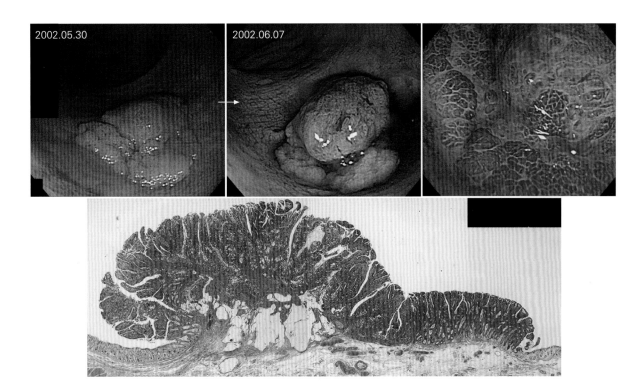

图 2-100　经过 8 天病变内结节急剧增大深度达到 sm3 的 LST 病例

2002 年 5 月 30 日内镜观察可见发红的结节。8 天后即 2002 年 6 月 7 日内镜像则可见呈 V_I 型 pit pattern 的结节部分明显变大。

向正常黏膜浸润。

　　这是 smlc 以深癌所特有的所见，通过普通内镜很难观察到，如放大观察则可见洋葱样外观及 V_N 型的 pit pattern。而且，周围被 I 型 pit 的正常黏膜所包绕。这种逆浸润像在凹陷型深部浸润癌的边缘隆起处多个出现，自然而然地被局部凹陷吸收融合，从而形成复杂的边界外观。即向 2 型进展期癌环堤样隆起处的 V 型 pit 和 I 型 pit 混合构成的不规则边界改变。这次的研究中发现凹陷型 smlc 以深癌平均在 1 个月左右就可见以癌的逆浸润和侧向进展为背景的凹陷面的变化，并可见其边界也向复杂不清的边缘移行。

　　这次，LST-G（颗粒型）的 sm 浸润部，即表现为 V 型 pit pattern 的粗大隆起或凹陷在短时间内就可看到以癌浸润为背景的隆起增大或凹陷区域的扩大，并且可以见到周围的肿瘤部分被置换。另外，LST-NG（非颗粒型）病变中可见病变内隆起部变平坦，或肿瘤自然脱落等变化。即病变的浸润部位在短期内就可出现癌的增殖和间质反应（desmoplastic reaction；DR）及黏液性结节形成等变化，而这些病变深部的变化则在病变表面的 pit pattern 上体现出来。

　　同样的，隆起型病变可看到与癌先端部的结节状隆起或凹陷同样的肿瘤 pit 的变化。尤其是一些病例从伴有凹陷的 I s 样病变开始，逐渐变为形成 V_N 型 pit pattern 的凹陷，最终变成 2 型进展期癌的形态，这可能就是隆起型病变到 2 型进展期癌的发育进展模式。

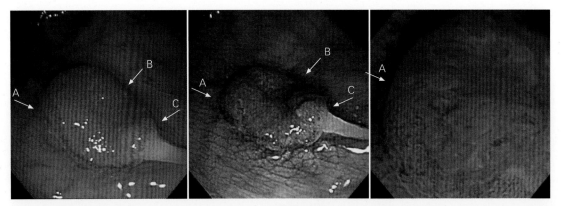

1999.11.25

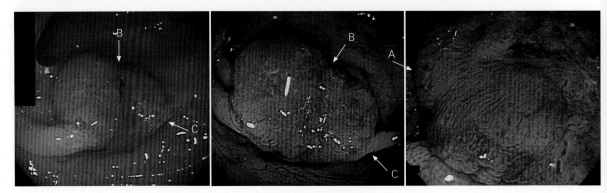

2000.03.09（104 天后）

图 2-101　经过 104 天凹陷边界向病变边缘移行，并伴有病变整体增厚而中央处凹陷的 mp 进展期癌的病例

1999 年 11 月 25 日的内镜图像，其中 A、C 为凹陷边缘，B 为凹凸不平的凹陷面。2000 年 3 月 9 日（104 天后）的放大内镜像可见病变全体增厚，相应的 B 也变深。而 A、C 的凹陷边界则向外侧移行。

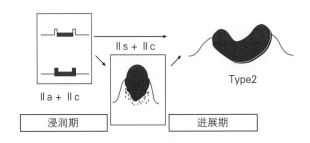

图 2-102　隆起平坦型（腺瘤 – 癌 顺序）

从浸润期到进展期凹陷面快速的形态变化。

伴随大肠癌发育进展的形态变化，主要是随着癌的深部浸润所表现出来的肿瘤高度增大和凹陷面的变化，以及 LST 或隆起型病变中出现凹陷或形成溃疡。上述的形态变化和癌的深部浸润、侧方发展及间质反应性变化密切相关，并体现在病灶表面的 pit pattern 及放大观察的所见上。因此得到的上述形态学变化是根据大肠癌发展过程中一点点的变化分析出来的。所以说，在临床遇到这类病变时应考虑该病变处于发育进程的哪个阶段，然后再决定治疗方针。

凹陷内明显隆起的 I s+ II c 表现为 V_N 型 pit pattern 的全是 sm massive 癌。

13. scratch sign 及逆喷射所见的典型图像 ◀—

a.《箱根研讨会共识》商定的 V_N 型

根据《箱根研讨会共识》，从黏膜癌到进展期癌都包含 V_I 型，而 V_N 型基本仅见于 sm massive 癌。因此，临床上表现为 V_I 型即不规则构造的病变中如显示出黏膜下以深浸润的现象则对于 sm 癌的诊断非常重要。

b. scratch sign 及逆喷射所见

以前认为 V_N 型 pit pattern 的病变表面呈现出类似于爪挠样的构造，后来认识到呈现出那种构造的多是黏膜下深部浸润癌，所以把这种构造称为 scratch sign（图 2-103）。另外，黏膜下深部浸润癌、进展期癌的病灶边缘和周围正常黏膜部形成类似于火山口样边缘构造的光滑类圆形凹陷，这些凹陷的底部经常可见洋葱样的构造，这个部分的组织像为深部浸润癌，是从黏膜下层浸润到黏膜层而表现出来的颜色，因此把这种表现称为逆喷射所见（图 2-104）。

1990 年 4 月至 2000 年 4 月间，收集了切除下来的黏膜下深部浸润癌（sm2，sm3）和进展期癌，并将实体显微镜像和病理组织像进行了详细的对比研究，从中随机抽出了

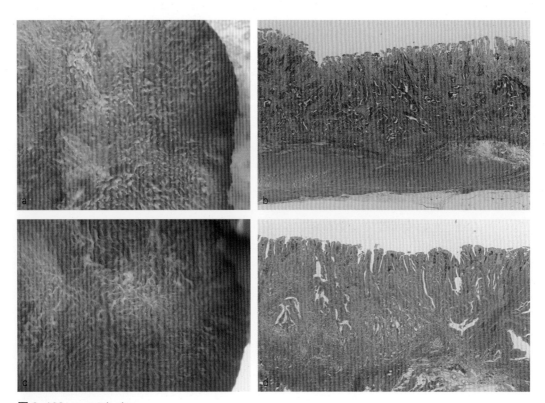

图 2-103　scratch sign

a，b　间质的龟裂。

c，d　比较密集的癌腺管。

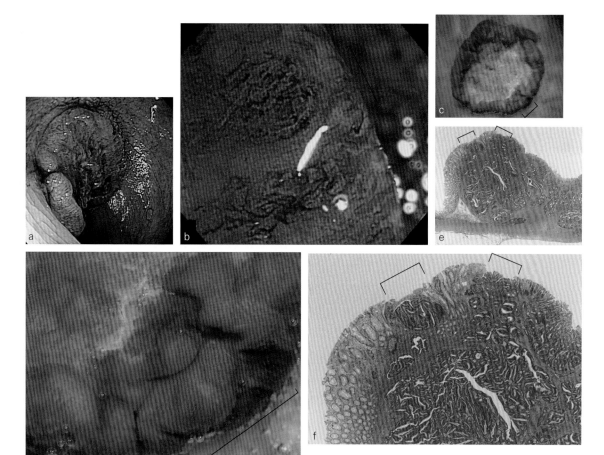

图 2-104　逆喷射所见

a　2 型靛蓝胭脂染色后图像。

b　染色后用放大内镜观察，在病变边缘可见逆喷射所见。

c，d　实体显微镜影像。

e，f　病理学组织影像。

表 2-17　以 scratch sign 及逆喷射所见为研究对象的病变

sm2 癌	14	LST	7
sm3 癌	12	Ⅱc	1
mp 癌	21	Ⅱa + Ⅱc	13
ss 以深癌	18	Ⅰs + Ⅱc	7
合计	65	adv 癌	37
		合计	65

65 个病例中的 65 个病变（表 2-17），进一步根据 scratch sign 的有无及性状和逆喷射所见的有无等探讨其浸润深度。scratch sign 有无在各深度级别的病变中无特别的趋势存在（图 2-105），但在病理组织学标本上将由 scratch sign 比较密集的癌腺管构成的病变与无腺管的呈间质龟裂样的病变进行分开研究发现，scratch sign 比较密集的癌腺管构成的病变全部为 sm2，sm3 仅占少半数，呈间质龟裂样的病变中 mp 癌、ss 以深癌占半数以上，而 sm3 癌仅占少半数（图 2-106）。

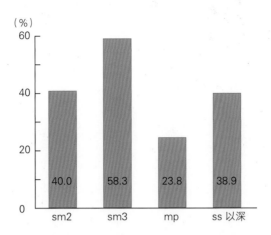

图 2-105　浸润深度与 scratch sign 之间的关系

比较密集的腺管癌　　　　　　　　　　　　间质的龟裂

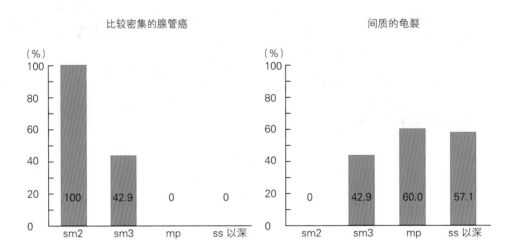

图 2-106　浸润深度与 scratch sign 性质之间的关系

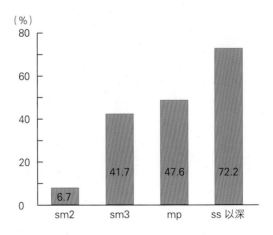

图 2-107　浸润深度与逆喷射所见的关系

另外，逆喷射所见在 sm2 癌中几乎看不到，在少半数的 sm3 癌、mp 癌及 70% 以上的 ss 以深癌中能够看到（图 2–107）。

scratch sign、逆喷射所见根据《箱根研讨会共识》中都被划分到 V_I 型，根据上述分析结果可见，这两种表现对于黏膜下深部以深的浸润癌的诊断来说是非常重要的。

实际上，在表现出不规则 pit 样构造间的间隔增大和被覆上皮破坏像的 V_I 型病变中，如不规则的 pit 样构造为比较密集的腺管时推测该病变为 sm2、sm3 癌，如为间质样变化或呈逆喷射所见时则推测该病变是 sm3 以深癌。

另外，scratch sign 单独存在的情况比较少，周围多伴随着 V_N 型的无构造区。

scratch sign 中多伴随着 V_N 型 pit，为判断 sm2 以深浸润癌的指标。

14. 诊断浸润深度时的 invasive pattern ◀

a. 通过放大内镜观察所获得的 pit pattern 诊断的临床分类

藤井等根据工藤分类法，将 pit pattern 分成 3 类进行诊断：Ⅰ、Ⅱ型 pit 为不需要治疗病变（non-neoplastic pattern），ⅢL、Ⅲs、Ⅳ型为适于内镜治疗的病变（Non-invasive pattern），Ⅴ型为不适于内镜治疗的病变（invasive pattern）。图 2-108 中 VI 型不规则 pit 在 Invasive、Non-invasive 两种类型中用（）表示。理由是呈 VI 型 pit 的病变中，基本都是早期癌，但也有浸润至 m 癌 ~sm massive 癌这样的大型病变。将这些早期癌症中不适于内镜治疗的 sm massive 癌症单独列出来在临床上是很重要的，所以藤井等将 VI 型 pit 构成的病变分为 sm massive 癌的 Invasive pattern 和 m~sm1 癌的 Non-invasive pattern 两型，并分别用 VI（invasive）和 VI（Non-invasive）来表示。

Invasive pattern 的定义：是指在病变凹陷面、糜烂面、结节等区域均表现为不规整的（VI）和没有构造的（VN）pit。

Invasive pattern 是通过癌症浸润造成的黏膜肌层破坏、消失，sm 癌灶显露等表面构造来进行诊断的。通过喷洒色素的普通观察来探寻表面构造异常的区域（凹陷面、糜烂面、粗大结节等），然后根据那个区域周边肿瘤部黏膜和明显不整的 pit 构造来诊断 Invasive pattern（图 2-109）。Invasive pattern 为 sm2 以深癌表面构造的依据，组织学上可见 sm2 以深癌其癌灶为单个的块状，块状癌灶在表面构造上以领域性反映出来。所以通过普通观察判定的异常区域如呈一致的不规则 pit，或反过来说观察到的不规则 pit 是否呈区域性分布，这对于 sm2 以深癌的诊断非常重要（图 2-110）。下面通过实例来解说 Invasive pattern（图 2-111）。

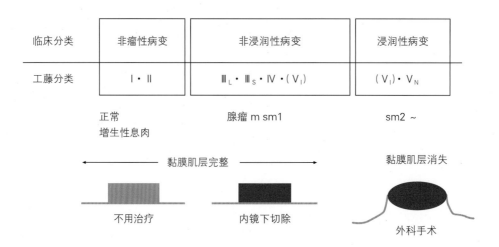

临床分类	非瘤性病变	非浸润性病变	浸润性病变
工藤分类	Ⅰ・Ⅱ	ⅢL・Ⅲs・Ⅳ・（VI）	（VI）・VN
	正常 增生性息肉	腺瘤 m sm1	sm2 ~

图 2-108　通过放大内镜观察得到的临床分类

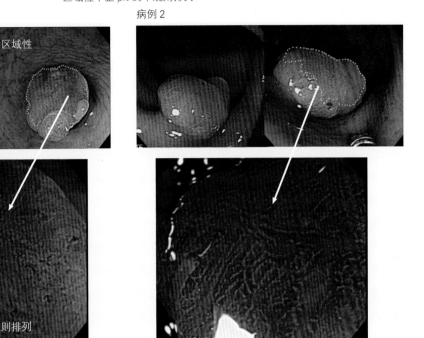

图 2-109　Invasive pattern 的定义

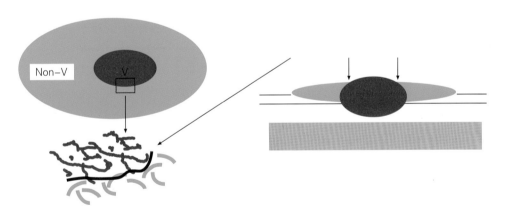

图 2-110　Invasive pattern

V 型 pit 和 Non-V 型 pit 的边界通过普通及放大观察可以看到一段明显的界限（即 front 形成）。沿着这个界限可见其呈全周性，界限内如呈一致的 V 型 pit 则基本可以诊断为 sm2 以深癌。以此依据，V 型 pit 基本都是高度异型的癌腺管，形成区域性分布时估计是由癌块所构成，因此可以判断为 sm2 以深的癌症。

b. 实际病例

　　患者为 64 岁女性。盲肠可见 15mm 大小的 Ⅱa+ Ⅱc 型早期癌。普通及放大观察均诊断为 sm2 癌，并实施了外科手术。在进行浸润深度诊断时，普通观察怀疑 sm2 癌，并通过放大观察进行了确诊而施行了外科手术。

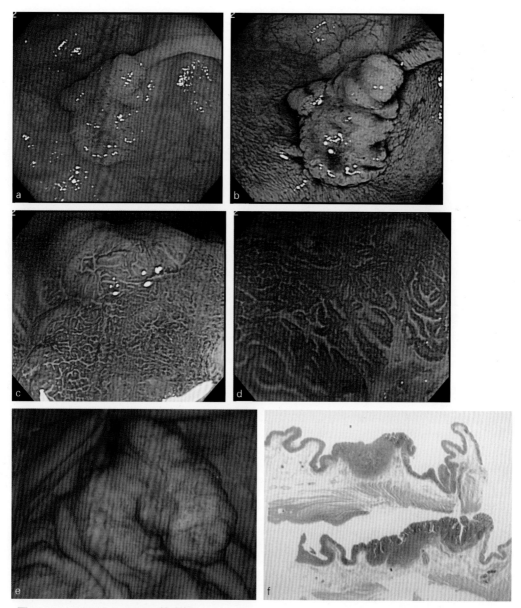

图 2-111　Invasive pattern 的实例

a，b　伴随皱襞牵拉的 Ⅱa+ Ⅱc 型早期癌。通过普通观察，可见存在凹陷面并有皱襞牵引所见，从而怀疑
　　　sm2 癌。

c，d　根据凹陷面呈一致的不整形 V₁ 型 pit 进行 Invasive pattern 诊断。普通及放大观察均诊断为 sm2 癌，
　　　遂实施了手术。

e　实体显微镜图像，肿瘤直径 15mm 的 Ⅱa+ Ⅱc 型早期癌症。

f　组织学图像。与凹陷面所见一致为浸润至固有肌层近旁的中～低分化腺癌。

　　由于普通观察不能确诊而考虑过施行 EMR，但通过放大观察可以诊断为不适合
EMR。

15. SA pattern

a. pit pattern 体现出的信息

十几年前，通过放大内镜观察的 pit pattern 诊断法被确立起来，即使是普通内镜难以诊断的病例，如看到 V_N（无结构）型 pit pattern，也能够很轻松地就诊断为 sm 深部浸润癌。这样一来在癌的浸润度诊断方面就有了突飞猛进的进步。

现在，虽然越来越多的 sm 浸润癌可以通过 V_N 型 pit pattern 诊断出来，但在临床实际工作中，虽然也能够辨认大多数 pit，但有时也被 sm 深部浸润这样的病例所困扰。

当初，对于这样的病变，曾认为不规则 pit 形态是诊断 sm 深部浸润癌的确切指标，但有时也会见到呈腺瘤样尚规整的 pit 形态却为 sm 深部浸润癌这样的病例。

所以，笔者首先调查了 pit 形态的复杂性反映了组织的哪些问题。如图 2-112 所示，pit 的形态越复杂，相对应腺管的异型度也越高，而 sm 垂直浸润距离越深导致了 pit 形态越复杂。另外，无论是 sm 深部浸润癌、微小浸润癌还是 m 癌，也无论是何种组织结构，只要表面开口的腺管是高度异型性癌，那么 pit 形态的复杂性没有太大差别。通过这样的研究探讨，就会明白当初有 pit 形态越复杂 sm 越深部浸润这种印象是因为 sm 深部浸润癌中有大量的高度异型性癌。

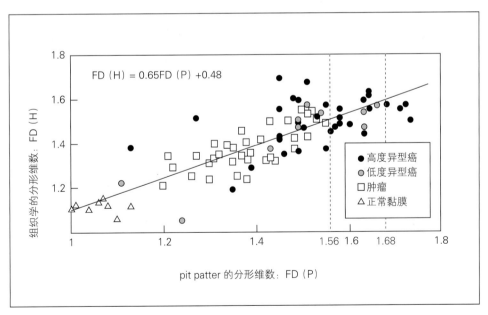

图 2-112　pit 形态及对应腺管形态的复杂性及组织型

根据 fractal 解析数据化了的 pit 形态和对应腺管组织形态。总之形态越复杂值越高。观察下横轴 pit 形态的复杂性，根据图中显示 1.56 以上的部分都是癌，1.68 以上的部分甚至都是高度异型性癌。

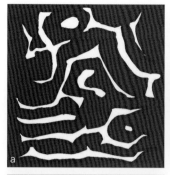
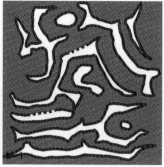
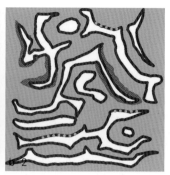
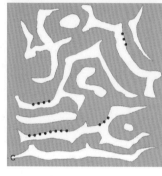

图 2-113　SA pattern 分类

a　染色适度，SA 被染成均一的深紫色。
b　染色性低下，SA 染色低下呈不均匀的斑块状（b-1），然而染色更低
　　时，仅 pit 周围勉强被染成深紫色。
c　染色性消失，几乎没有被染成深紫色的，pit 周围也几乎染不上颜色。

b. SA pattern 所显示的

　　像这样，当 pit 形态的不规则性与 sm 浸润度的关系不确切时，有时对于 pit 形态尚规整但却为 sm 深部浸润的病变重新观察其龙胆紫染色后的放大像，发现以往只注意到了 pit 却没有注意到本来应该染成深紫色的 pit 与 pit 之间的部分，基本上没有被染出颜色。由于 pit 的轮廓部分已被染色，所以 pit 的形态看得很清楚，但这之外的部分像观察腺瘤或黏膜内癌那样，染成不均匀深紫色了。

　　这些 pit 与 pit 之间的部分为黏膜病变所覆盖的被覆上皮，它的正下方直接与黏膜固有层的间质相连。而且，如果是 sm 浸润癌，则其可通过断裂的黏膜肌层之间的空隙与浸润部的间质相连。像 pit 与腺管直接连接一样，也可以说 pit 与 pit 之间的部分和间质（stroma）直接连接。根据这些，人们将这个部分也就是意味着"与间质连接的部分"叫做 stromal area（SA），将 SA 的龙胆紫染色形式分为 3 类（图 2-113）。研究 SA pattern 发现，SA pattern 反映了 sm 浸润所引起的病变浅层组织变化，同时也反映了 sm 浸润度。

　　图 2-114 为 SA 的实例。SA pattern 中"染色性正常"的 a 为黏膜内癌，"染色性低下"的 b 和"染色性消失"的 c 是 sm 深部浸润癌。图 2-115 是同一病变中同时存在"染色性正常"和"染色性低下"的部分，两者之间可看到明显的界限。组织学图像上，与放大内镜下观察的 SA pattern 一样，可看到同时有黏膜内癌和黏膜内部残留的 sm 深部浸润癌。这个病例中的 sm 浸润部被覆盖在黏膜内部，虽说 sm 浸润部腺管未直接开口于病变表面，但由浸润所引起的间质变化则影响了病变的表层结构，这就被认为是 SA pattern 的表现差别。

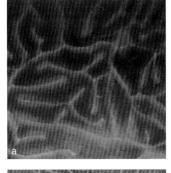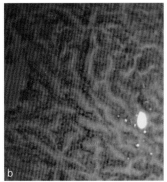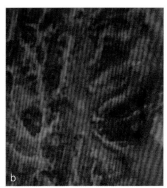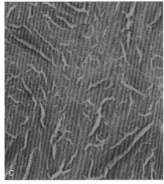

图 2-114　SA pattern 的实例

a　染色性正常。
b　染色性低下。
c　染色性消失。

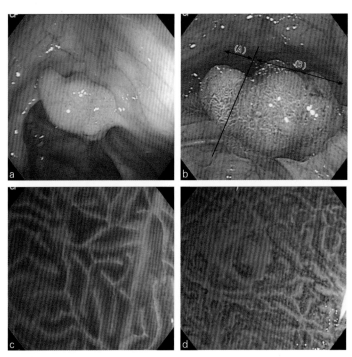

图 2-115　SA pattern 的实例

a　最大直径 18mm 的 I sp 病变。
b　0.03% 的龙胆紫染色。染成均一的深紫色的 A 部分（染色性正常）和染色性低下的 B 部分（染色性低下）之间可见明显的界限。
c　A 部分的高倍放大像，染色浓度均一。
d　B 部分的高倍放大像，呈斑片状不均匀的染色。

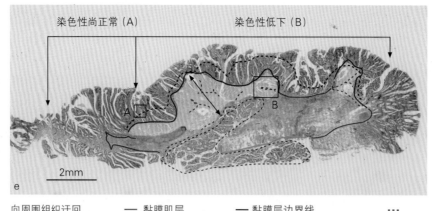

染色性尚正常（A）　　　　　　染色性低下（B）

向周围组织迁回　　　　—— 黏膜肌层　　　　—— 黏膜层边界线　　　……
间质反应的上部边缘　　　—— 切缘　　　　　□ sm 浸润

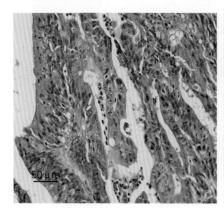
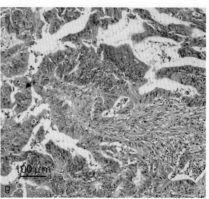

图 2-115 （续）

e　染色性正常部分（A 部分）均为高异型性的黏膜内癌，染色性低下部分（B 部分）可见黏膜肌层断裂，并可看到波及表层附近的 desmoplastic reaction（DR）。B 部分为垂直浸润距离 1 500 μm 的 massive invasion。

f　A 的高异型性黏膜内癌的放大。

g　B 的 sm 浸润部的放大。可见高异型性癌。

　　sm 浸润癌诊断困难的原因之一是 pit 密度正常的 sm 深部浸润癌的存在。从组织学角度看分为两种情况，一种是残存于黏膜内部的病变，一种是浸润部虽直接露出于表面但腺管密度也不低下的病变。反映间质状况的 SA pattern 则能够更客观将上述的 sm 深部浸润癌和黏膜病变及 sm 微小浸润癌鉴别开来，成为决定治疗方案的指标。

染色性低下以及消失的 SA pattern 为 sm 浸润癌的指标。

第3章

3

pit pattern 的诊断和治疗

1. 基于 pit pattern 诊断的肿瘤 与非肿瘤的鉴别

a. 肿瘤、非肿瘤的鉴别

　　大肠肿瘤分为以腺瘤为代表的良性上皮性肿瘤，以腺癌为代表的恶性上皮性肿瘤、类上皮性肿瘤、非上皮性肿瘤、淋巴类肿瘤、肿瘤样病变等类型（表3-1）。放大内镜原则上来讲可以看到非肿瘤性病变的 I 型 pit 和 II 型 pit，肿瘤性病变的Ⅲ~Ⅴ型 pit。大肠的非肿瘤性病变与 pit pattern 的关系参照表3-2。pit pattern 诊断是将大肠上皮腺管开口部（pit）的集合体根据形态及排列的特征进行模式化而进行诊断的，对上皮性病变的鉴别特别有用。也就是说，通过 pit pattern 诊断，可以避免没必要的内镜治疗。

b. 非肿瘤性病变

1）增生性息肉（hyperplastic polyp）（图 3-1）

　　普通观察时增生性息肉多呈正常颜色或发白的扁平样隆起，随着病变的增大有时也可形成带蒂的息肉。放大观察时典型的病例呈星芒状的 II 型 pit，但有时也与锯齿状腺瘤很难鉴别。

2）青年性息肉（juvenile ployp）

　　普通观察时略呈红色，考虑可能是由毛细血管增生扩张引起。而且病变表面多附着黏液，也可形成糜烂。虽然大多数息肉为有蒂的，但小的息肉也有无蒂型。放大观察，与 I 型 pit 类似，但 pit 的大小不同，形状呈椭圆形或杆状不等。由于间质水肿扩张，pit 多稀疏存在（图 3-2）。

3）炎症性息肉（inflammatory polyp）

　　伴随着溃疡性大肠炎、Crohn 病、肠结核、细菌性痢疾、阿米巴痢疾等炎症性疾病而产生，基本是多发性的。普通观察可见多种多样的形态，从无蒂形、半球形的到指状，纽扣状的及病变愈合形成的黏膜桥等。从颜色上看，溃疡性大肠炎呈红色，Crohn 病为黄白色等。放大观察呈 I 型 pit。

表 3-1 大肠肿瘤和肿瘤样病变的病理组织学分类

1. 良性上皮性肿瘤
  1.1 腺瘤
    1.1.1 管状腺瘤
    1.1.2 绒毛管状腺瘤
    1.1.3 绒毛状腺瘤
  1.2 腺瘤症
2. 恶性上皮性肿瘤
  2.1 腺癌
    2.1.1 高分化腺癌
    2.1.2 中分化腺癌
    2.1.3 低分化腺癌
  2.2 黏液癌
  2.3 印戒细胞癌
  2.4 扁平上皮癌
  2.5 腺扁平上皮癌
  2.6 其他癌
3. 类上皮肿瘤
4. 非上皮性肿瘤
  4.1 良性非上皮性肿瘤
    4.1.1 平滑肌瘤
    4.1.2 神经症瘤及神经纤维瘤
    4.1.3 脂肪瘤及脂肪瘤症
    4.1.4 血管性肿瘤
    4.1.5 其他

5. 淋巴类肿瘤
  5.1 非 Hodgkin 淋巴瘤
    5.1.1 滤泡性
    5.1.2 弥漫性
  5.2 Hodgkin 病
  5.3 其他
6. 不能分类
7. 转移性肿瘤
8. 肿瘤样病变
  8.1 Peutz-Jeghers 综合征
  8.2 Cronkhite-Canada 综合征
  8.3 青年性息肉和息肉病
  8.4 良性淋巴滤泡性息肉和息肉病
  8.5 增生性息肉
  8.6 增生性结节
  8.7 炎症性息肉和息肉病
  8.8 大肠深在性囊胞症
  8.9 子宫内膜症
  8.10 异位性胃黏膜
  8.11 其他

表 3-2 非肿瘤性病变的 pit pattern

	色调	pit pattern
增生性息肉	正常色或偏白色	Ⅱ 型
青年性息肉	发红	类圆形或杆状的 Ⅰ 型 pit 稀疏存在
炎症性息肉	各种颜色	Ⅰ 型
Peutz-Jeghers 综合征	白色	Ⅳ 型和 Ⅱ 型混合存在
Cronkhite-Canada 综合征	发红色	类圆形或杆状的 Ⅰ 型 pit 稀疏存在

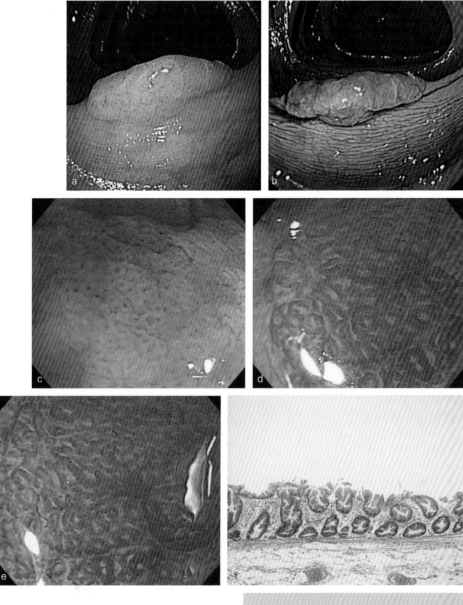

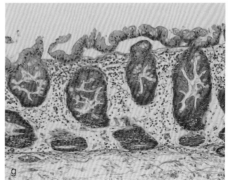

图 3-1　增生性息肉

a，b　升结肠可见 15mm 大的扁平隆起性病变。表面稍稍发白。

c　喷洒靛蓝胭脂后的放大观察可见星芒状的 II 型 pit。

d，e　结晶紫染色后的放大观察同样也可见星芒状的 II 型 pit，考虑是增生性息肉。

f，g　病理组织标本中可见无异型的锯齿状腺管，病理组织诊断为增生性息肉。

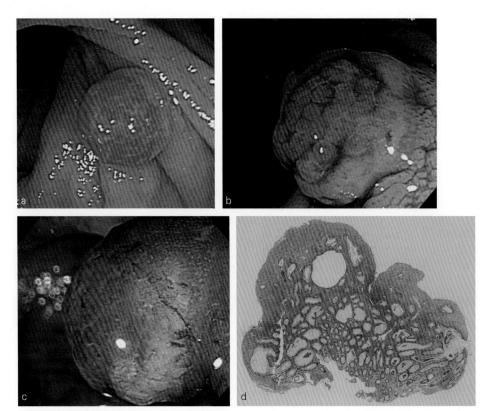

图 3-2 Is 型青年性息肉

a　普通内镜像。
b　靛蓝胭脂染色放大像。
c　结晶紫染色放大像。
d　组织像。

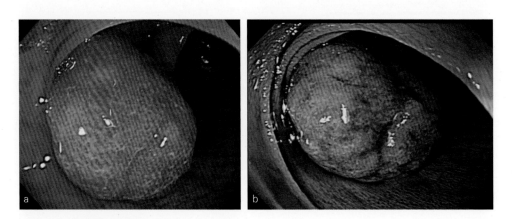

图 3-3 Ip 型青年性息肉

a，b　普通内镜下观察，在降结肠可见 20mm 大的有蒂性隆起性病变，表面比较光滑，无分叶倾向，颜色发红，一部分有糜烂。

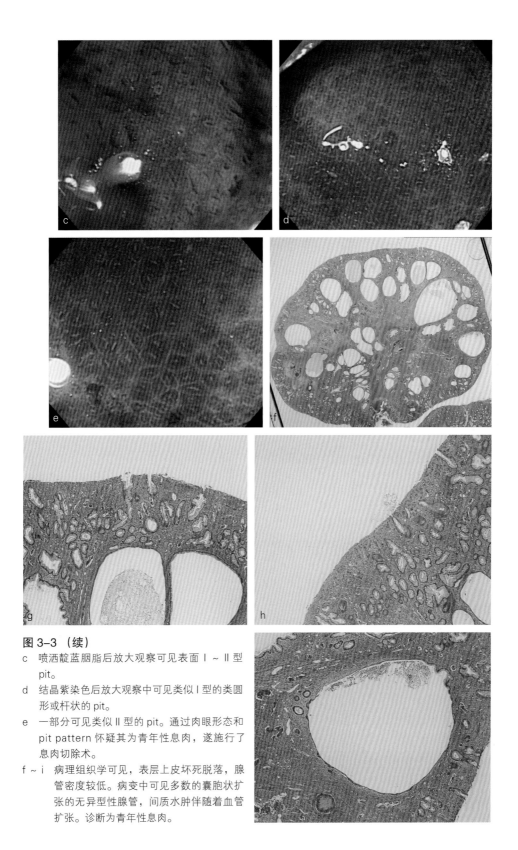

图 3-3 （续）

c 喷洒靛蓝胭脂后放大观察可见表面 I ～ II 型
　 pit。

d 结晶紫染色后放大观察中可见类似 I 型的类圆
　 形或杆状的 pit。

e 一部分可见类似 II 型的 pit。通过肉眼形态和
　 pit pattern 怀疑其为青年性息肉，遂施行了
　 息肉切除术。

f ～ i 病理组织学可见，表层上皮坏死脱落，腺
　 管密度较低。病变中可见多数的囊胞状扩
　 张的无异型性腺管，间质水肿伴随着血管
　 扩张。诊断为青年性息肉。

4）Peutz-Jeghers 综合征（Peutz-Jeghers syndrome）

由于杯状细胞的增生，普通观察可见呈白色。单发的病变也有，但多发的情况较多。随着病变逐渐变大可变为有蒂的，表面形成多个结节、分叶状、八头状等。放大观察可见混合存在Ⅳ型 pit 和Ⅱ型 pit，与锯齿状腺瘤类似，但是普通观察可以鉴别出来。

5）Cronkhite-Canada 综合征（Cronkhite-Canada syndrome）

有时患病部黏膜仅会有水肿状发红的现象，但通常情况下在那样的黏膜上会出现大小不等多发的息肉。地毯样密生的情况较多，但也存在散在的情况。息肉与青年性息肉相似，颜色发红有黏液附着或有糜烂。放大观察也可见与青年性息肉同样的类似与Ⅰ型的椭圆形或杆状 pit，病理学上由于间质高度炎症细胞浸润和明显的水肿，比起青年性息肉间质扩张更明显，pit 更稀疏（图 3-4）。

c. 肿瘤性病变、非肿瘤性病变的鉴别

肿瘤性病变、非肿瘤性病变中用放大内镜最能鉴别的是增生性息肉和腺瘤及癌的区别。像前面所叙述的增生性息肉为Ⅱ型 pit。腺瘤虽然可分为管状、绒毛管状及绒毛状 3 类，但管状腺瘤呈现Ⅲ型 pit pattern，$Ⅲ_L$ 型 pit 多见于表面隆起型肿瘤，$Ⅲs$ 型 pit 多见于表面凹陷型肿瘤。绒毛管状腺瘤、绒毛状腺瘤呈现Ⅳ型 pit pattern，多见于大的隆起性病变。高度异型性腺瘤而来的 m 癌表现为 V_I 型 pit pattern，sm 深部浸润癌表现为 V_N 型 pit pattern。

通常，增生性息肉不是积极治疗的对象，笔者对从 2003 年 7 月 1 日到 2004 年 6 月 30 日的一年时间内对诊断为Ⅱ型 pit 的 51 个病变进行了病理组织学研究。结果，46 例病变是增生性息肉（90.2%），3 例病变是炎性息肉（5.9%），2 例病变是锯齿状腺瘤（3.9%）。换句话说，诊断为Ⅱ型的病变不是通常的腺瘤或癌，除去唯一的锯齿状腺瘤，96.1% 是非肿瘤。

d. 增生性息肉和锯齿状腺瘤

增生性息肉无论在组织学还是形态学上都与锯齿状腺瘤相似。1990 年 Longacre 和 Fenoglio-preiser 报道了具有与增生性息肉类似的锯齿状结构并有类似于腺瘤的肿瘤性细胞异型的病变，并称之为锯齿状腺瘤（serrated adenoma）。

据报道大肠的锯齿状腺瘤发生频率是大肠肿瘤的 0.45% ~ 3.4%，该中心 2001 年 4 月 ~ 2004 年 3 月 3 年间切除的、病理学上诊断为锯齿状腺瘤的有 88 个病例共 94 个病变，占同时期被切除的全部大肠腺瘤的 3.3%。男性较多，虽然报告说男女比例是 1.13~10.25，但该中心的结果是 1.6。年龄为 29~86 岁，平均是 59.7±12.9 岁，以往的报告中好发年龄也是 50~60 岁，与增生性息肉和普通型肿瘤一样。好发部位在欧美和日本同样是乙状结肠和直肠，占 53.6%~69.4%。该中心的报告显示直肠最多，与乙状结肠共同占 68.1%。与增生性息肉一样，同普通腺瘤相比较左侧结肠多发。大小分布在 2~50mm，5~9mm 的病变最多（表 3-3），平均大小为 10.1±7.5mm。文献报道的也是平均直径为 8~15mm。

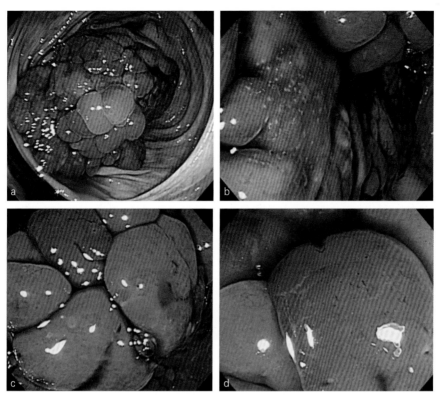

图 3-4 Cronkhite–Canada 综合征

升结肠可见发红的分叶状的巨大 Isp 息肉。放大观察可见间质水肿状扩张及稀疏存在的类圆形 I 型 pit。

表 3-3 锯齿状腺瘤的大小和肉眼形态

大小	肉眼形态					合计
(mm)	Ip	Isp	Is	Ⅱa	LST	
~4		2	11	5		18
			61.1%	27.8%		
5~9	4	13	20（6）	2		39（6）
		33.3%	51.3%			
10~14	11	3	1		3（2）	18（2）
	61.1%					
15~	4	2	1		12（7）	19（7）
					63.2%	
合计	19	20	33（6）	7	15（9）	94（15）

　　肉眼形态上基本都是隆起型，在有蒂性隆起型（Ip，Isp）中，多数呈现发红的分叶状或颗粒结节状。Ⅱa 型中，也有正常颜色的和褪色的，需要与增生性息肉相鉴别。

表 3-4　锯齿状腺瘤的肉眼形态和 pit pattern

肉眼形态	pit pattern				合计
	松塔状	蕨类叶状	星芒状	二级结构状	
Ip	21	11	7		39
	53.8%	28.2%			
Isp					
Is	10	12	12	6	40
		30.0%	30.0%		
IIa					
LST	1	2	3	9	15
				60.0%	
合计	32	25	22	15	94

二级结构状为松塔状 +（蕨类叶状或星芒状）

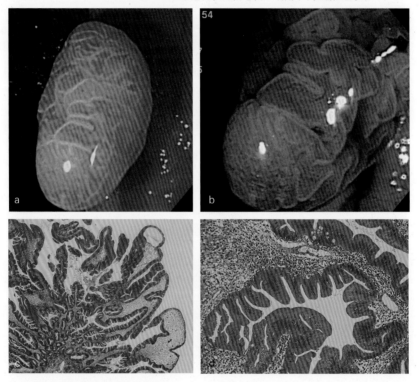

图 3-5　Isp 锯齿状腺瘤 – 松塔状

a　升结肠可见 12mm 大的发红的亚蒂隆起性病变。

b　喷洒靛蓝胭脂后的放大观察可见类似Ⅳ型的 pit，绒毛部的头端呈增粗的"松塔状"，可见锯齿，内镜观察诊断为锯齿状腺瘤。

c，d　病理组织学上也认为是腺管分支和锯齿状增殖很明显的锯齿状腺瘤，病理组织学诊断中度异型锯齿状腺瘤。

　　该中心的结果如表 3-3 所示。除了隆起型、平坦型，也可见在无蒂的和平坦隆起的病变上有松塔状隆起的部分，被认为是二级构造。这样的二级隆起被认为是锯齿状腺瘤的特征之一，组织上中心隆起部和边缘平坦部也是不同的组织像。据笔者分析（表 3-4），其 pit 可表现为以下几种样式：①与绒毛状的Ⅳ型相似，但是绒毛状的尖端变粗

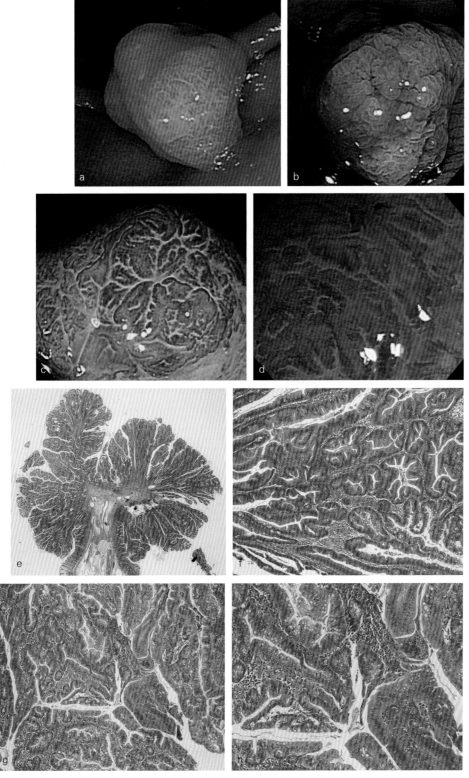

图 3-6　Ip 型锯齿状腺瘤 – 蕨类叶状

a　普通内镜。b　靛蓝胭脂染色图像。c，d　结晶紫染色放大像。

e ~ h　组织学图像。为 m 癌的部分。

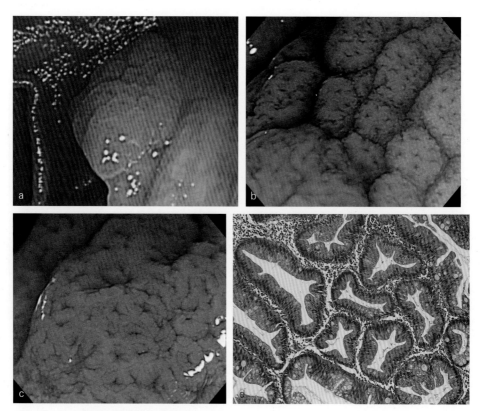

图 3-7 Ⅱa 型锯齿状腺瘤 – 星芒状

a 普通内镜。 b，c 靛蓝胭脂染色放大像。 d 组织学图像。

（松塔状：图 3-5）。②与ⅢL 型和分支型的Ⅳ型相似，但呈锯齿状（蕨类植物叶状：图 3-6）。③与Ⅱ型相似但腺口开口较大（星芒状：图 3-7）。松塔状的见于 32 个病变（34.0%），多见于有蒂隆起型病变（Ip，Isp）。蕨类植物叶状的见于 25 个病变（26.6%）。星芒状的见于 22 个病变（23.4%），多见于 Is 和Ⅱa。呈现二级隆起的见于 15 个病变（16.0%），其特征为中心部隆起呈鸡冠状或松塔状，而边缘平坦部呈星芒状或蕨类叶状（图 3-8），多见于 LST。

关于癌变率，迄今为止的报道是 1.5%~10%，最近的报告中指出比普通的腺瘤癌变率低。根据笔者的经验，加上 m 癌，94 个病例中有 5 个发生了癌变，占 5.3%。日本和欧美的锯齿状腺瘤的诊断标准有很大的差异。由此欧美与日本的锯齿状腺瘤发生率也有很大差别，因此癌变率也不同。日本由锯齿状腺瘤发展来的 sm 癌的报道极少（108 页，参考专栏）。

关于将锯齿状腺瘤与普通的腺瘤区分开来的必要性，由于诊断标准并不明确有时也将其他的病变一并来诊断了，因此存在疑问的意见也不少。锯齿状腺瘤比普通的腺瘤发病率低，但有报道指出其有恶变倾向，现阶段的治疗方案最好采取与普通腺瘤同样的处理方式。

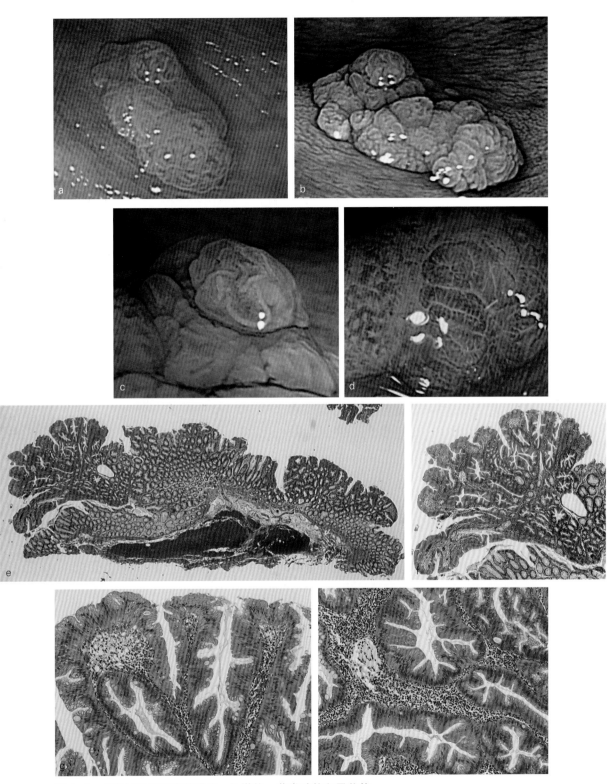

图 3–8　二级结构型锯齿状腺瘤 – 松塔状 + 蕨类叶状和星芒状

a　普通内镜像。b　色素内镜像。c　靛蓝胭脂染色放大像（松塔状构造）。

d　结晶紫染色放大像（蕨类叶状构造）。

e ~ f　组织学图像（锯齿状腺瘤）。

e. 类癌、非上皮性肿瘤

　　像叙述的一样，类癌或非上皮性肿瘤在普通观察下呈坡度平缓的隆起性病变，但小的病变可呈 I_s 样隆起，需要与腺瘤相鉴别。因为类癌和非上皮性肿瘤的表面都覆盖有正常黏膜，放大观察中呈 I 型 pit，所以可与腺瘤鉴别。类癌随着肿瘤直径的增大，可见散在的 I 型 pit 的开大。那正像谷壳样的形状（谷壳现象）。对笔者所在中心 2001 年 4 月～2004 年 3 月 3 年间的病例进行病理学检索，发现黏膜下肿瘤有 25 例（图 3-9），其中类癌有 15 例（60%），非上皮性肿瘤有 10 例（40%）。非上皮性肿瘤中脂肪瘤有 4 个例（16%），平滑肌瘤有 3 例（12%），恶性淋巴瘤（图 3-10）有 2 例（8%），GIST 有 1 例（4%）。大肠的非上皮性肿瘤的发生频率中，脂肪瘤最多，其次是平滑肌瘤，然后依次是淋巴管瘤、血管瘤、神经系肿瘤。笔者所在医院也是脂肪瘤和平滑肌瘤的发生率最高。消化道类癌的在各部位的发生频率依次是，直肠 36.4%，胃 28.4%，十二指肠 16.2%，阑尾 7.6%，空肠·回肠 4.2%，结肠 3.3%，食道 2.4%，回盲部 1.5%，直肠最多。尤其是远端直肠好发，本院确诊的 15 例病变都位于 Ra 和 Rb。

专栏

日本和欧美的大肠癌定义·锯齿状腺瘤的诊断差异

　　先前出版的《大肠内镜治疗》（2000 年，医学书院）的专栏中，笔者以 "WHO 分类，维也纳分类的癌的定义的区别" 为题指出国际上主流的大肠癌的定义及诊断。

　　1996 年（巴黎）：UEGW（工藤特别招待讲演）。

　　1998 年（维也纳）：维也纳分类。

　　1999 年（里昂）：WHO international Agency for Research on Cancer。

　　1999 年（罗马）：UEGW（欧洲 IIc 研究会）。

　　2002 年，笔者和 Lambert 教授等主导的国际会议（巴黎会议）召开，主要是就日本和欧洲、美国之间关于消化道癌的定义及概念进行研讨。通过这些努力，日本对癌的思考方法被大多数人接受，文章也被明确记载下来。大肠癌的发生率呈全球增高趋势，因此需求国际化对策。这时就必须以庞大的数据为基础来提出科学的有见解性的意见。尽管如此，在进行 WHO 分类修订的工作时也非常辛苦，欧美很多的病理医生将 II 型的 sm 癌诊断为锯齿状腺瘤的 pseudo-invasion。这让我们束手无策。这种背景下癌的定义且不说，锯齿状腺瘤的诊断标准就存在很大的差异。

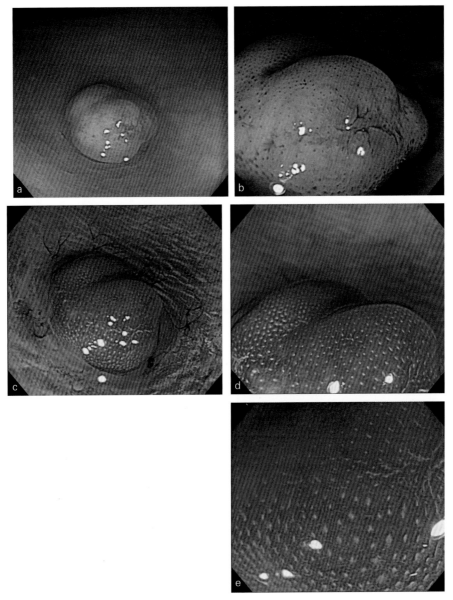

图 3-9　类癌（Rb，8mm）

a　普通内镜可见直肠（Rb）8mm 大的病变，表面呈黄白色，局部发红。突起比较缓和，考虑
　　为黏膜下肿瘤。

b　靛蓝胭脂染色后放大观察可见表面呈Ⅰ型 pit。

c～e　结晶紫染色后放大观察可见肿瘤表面与周围正常黏膜一样呈Ⅰ型 pit。怀疑为类癌而实行
　　了 EMR。

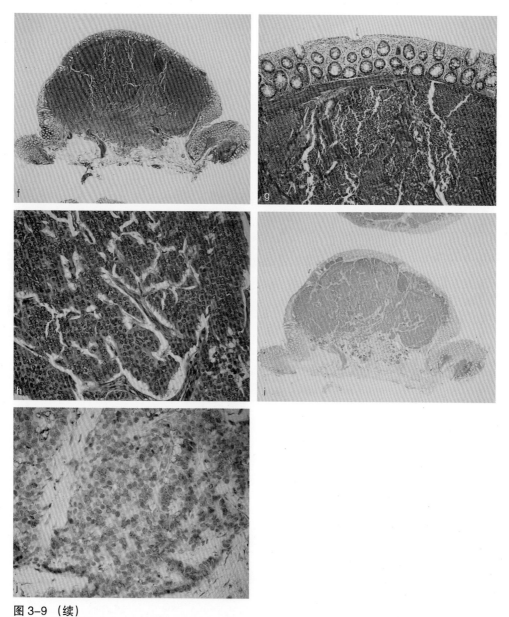

图 3-9 （续）

f ~ h　病理组织学标本上可见由椭圆形的细胞核与浅嗜酸性的胞浆构成的单纯细胞呈彩带状增殖。

i，j　免疫染色 NSE 和 chromogranin – A 呈阳性可诊断为类癌。

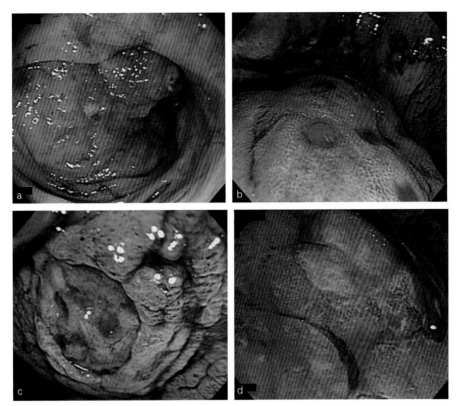

图 3-10　恶性淋巴瘤（malignant lymphoma）
a　普通内镜像。
b，c　靛蓝胭脂染色放大像。可见多发的陷凹和 I 型 pit。
d　结晶紫染色放大像。

2. 依据 pit pattern 判断浸润深度 ◀

a. 诊断步骤和 pit pattern 诊断的导入

以往，对于大肠病变的内镜诊断通常根据内镜所见，如肉眼形态、肿瘤内径、硬度和颜色来进行质和量的诊断。首先需要鉴别肿瘤和非肿瘤，进行肿瘤性质的诊断，如果是癌的话，需要诊断癌的浸润深度及发育到什么程度，以这个诊断为基础决定治疗方针。但是通过放大内镜的开发，可以在生物体内观察肿瘤表面的腺口形态（pit pattern），并且能够从普通观察瞬时进行放大 100 倍的观察。由此，就可以进行实时诊断而没有必要等待活检的结果，根据 pit pattern 诊断就可以推测出组织学变化。通过 pit pattern 诊断，与以往相比可以得到更高精确度的病变性质的诊断，Ⅴ型诊断的精确度也得到了提高，甚至可以推测出病变的浸润深度，这具有很大的意义。放大内镜和 pit pattern 诊断是决定 EMR 或 LAC 适应证的重要指标。

b. 不同肉眼形态的担癌率和 sm 率（表3-5，表3-6）

大肠肿瘤的内镜诊断由普通观察、色素观察，以及在其基础上的放大内镜观察和 pit pattern 诊断所构成。一般情况下，通过普通观察、色素观察来进行肿瘤性质及数量的诊断，主要观察病变的肉眼形态、肿瘤直径、硬度、色调、表面性状、凹凸不整、凹陷、溃疡及糜烂的有无等。即使是同样大小的肿瘤，如其肉眼形态不同，那么肿瘤的担癌率及 sm 浸润率也会大不相同。然后进一步根据肿瘤的肉眼形态大致推断 sm 浸润大小的趋势，所以正确的肉眼形态和肿瘤直径的判定就变得非常重要了。

笔者通过设备来探讨不同肉眼形态的担癌率和 sm 率，发现 12 349 例隆起型（Ip，Isp，Is）中，担癌率、sm 浸润率分别占全体的 11.5%、2.2%。5mm 以下的病变担癌率非常低，为 1.6%，而且没有 sm 癌。表面隆起型（Ⅱa，LST）的 8 844 例病变中，担癌率、m 浸润率分别占全体的 5.9%、1.1%。5mm 以下的病变中，担癌率、sm 浸润率分别为 0.94%，0.03%，和隆起型一样比率极低。另外随着肿瘤直径的增大，担癌率、sm 浸润率也同时增加，这点也和隆起型一样。但是在 512 例陷凹型（Ⅱc，Ⅱc+Ⅱa，Ⅱa+Ⅱc，Ⅰs+Ⅱc）病变中，担癌率和 sm 浸润率分别占全体的 48.8%、33.4%，与隆起型和表面隆起型相比较都是非常高的比率。即使是 5mm 以下的微小病变，担癌率和 sm 浸润率也分别达到了 19.3%、8.0%，与肿瘤直径无关仍呈较高比率。

由上可见，凹陷型与隆起型、表面隆起型相比是恶性度异常高的病变。凹陷型肿瘤其直径从 7mm 左右开始就有较多的 sm 浸润病变。肿瘤的肉眼形态不同 sm 浸润率也不同，因此确切的肉眼形态诊断在临床上是非常重要的。

c. sm 癌浸润度分类

早期大肠癌，在其浸润至黏膜下层这一阶段时就有淋巴转移及远处转移的危险，而且随着浸润程度的增加转移的危险性也增大。笔者于 1984 年提出了大肠 sm 癌的浸润

表 3-5　不同肉眼形态的肿瘤直径和担癌率

| | 肿肠径（mm） | | | | | 合计 |
	~5	6~10	11~15	16~20	21~	
凹陷型	48/249	98/154	68/71	21/22	15/16	250/512
	19.3%	63.6%	95.8%	95.5%	93.8%	48.8%
表面隆起型	63/6 675	70/1 155	110/539	82/189	195/286	520/8 844
	0.94%	6.1%	20.4%	43.4%	68.2%	5.9%
隆起型	96/6 030	573/4 575	387/1 119	211/402	153/223	1 420/12 349
	1.6%	12.5%	34.6%	52.5%	68.6%	11.5%
合计	207/12 954	741/5 884	565/1 729	314/613	363/525	2 190/21 705
	1.6%	12.6%	32.7%	51.2%	69.1%	10.1%

表 3-6　不同肉眼形态的肿瘤直径和 sm 浸润率

| | 肿肠径（mm） | | | | | 合计 |
	~5	6~10	11~15	16~20	21~	
凹陷型	20/249	68/154	50/71	19/22	14/16	171/512
	8.0%	44.2%	70.4%	86.4%	86.7%	33.4%
表面隆起型	2/6 675	3/1 155	13/539	21/189	62/286	101/8 844
	0.03%	0.26%	2.4%	11.1%	21.7%	1.1%
隆起型	0/6 030	60/4 575	85/1 119	65/402	66/223	276/12 349
	0%	1.3%	7.6%	16.2%	29.6%	2.2%
合计	22/12 954	131/5 884	148/1 729	105/613	142/525	548/21 705
	0.17%	2.2%	8.5%	17.1%	27.0%	2.5%

度分类并进行了数次的研讨。这个 sm 浸润度分类作为简便易行的方法现在被称为相对分类，也就是 original 的 sm 浸润度分类。具体来说，就是把 sm 层均分 3 等分，从上面开始依次为 sm1、sm2、sm3，由于考虑到 sm1 癌水平方向的扩展，因此对其又进行了进一步的分类，即用病变 sm 浸润部分的宽度比上病变黏膜部的宽度，其比值在 1/4 以下者为 sm1a，1/2 以上者为 sm1c，其中间的部分为 sm1b（图 3-11）。内镜切除标本的 sm 浸润度的判定方法是：浸润仅限于 sm 的为 sm1，断端阳性的为 sm3 以深，中间的部分为 sm2。对于切除标本的判定方面，鹤田等的判定方法是把切除断端阳性划为 sm3，剩余的分 2 等分，这种判定方法也是很有用的。但是 sm 浸润度分类的重点是要区别那些浸润深度不深、但横向较扩展的 sm1c 以下的病变，因为 sm1c 以下病变在临床上被认为是 sm massive 癌。因此，通过黏膜肌层的断裂来判定癌的横向扩展比率，这种判定 sm 浸润度分类的方法是比较简便有用的。

　　小平等对大肠 sm 癌外科手术病例做的调查结果（表 3-7a）显示，大肠 sm 浸润癌 1806 例外科切除病例中发生淋巴结转移的有 153 例，阳性率为 8.5%。

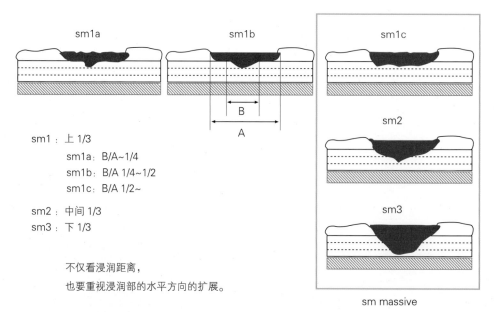

sm1：上 1/3
　　sm1a：B/A~1/4
　　sm1b：B/A 1/4~1/2
　　sm1c：B/A 1/2~

sm2：中间 1/3
sm3：下 1/3

不仅看浸润距离，
也要重视浸润部的水平方向的扩展。

sm massive

图 3-11 sm 浸润度分类

表 3-7　sm 癌的淋巴结转移率

a　全国统计（小平，1994）

	切除例数	n（+）病例
sm1	655	21（3.2%）
sm2	619	68（11.0%）
sm3	532	64（12.0%）
合计	1 806	153（8.5%）

b　第 56 回大肠癌研究会 sm 癌 1 679 例的集计

X ≤ 500 μm	6 例（2.3%）
500 < X < 1 000 μm	17 例（6.9%）
1 000 μm ≤ X	156 例（13.3%）

　　将黏膜下层 3 等分，从上面开始分别为 sm1、sm2、sm3，其相对应的淋巴转移率为 sm1 3.2%、sm2 11.0%、sm3 12.0%。依据 sm 浸润度分类方法将笔者中心的 420 例大肠 sm 癌进行分类，并对 ly（+）、v（+）、淋巴结转移等方面进行探讨，在全体 sm 癌中，ly（+）占 43.3%，v（+）占 31.4%，淋巴结转移占 7.6%。但对 sm 浸润度进行分类研究时，发现 sm1a 病变中几乎没有 ly（+）和 v（+），没有淋巴结转移。sm1b 病变中，ly（+）18.9%，v（+）为 11.3%，没有淋巴结转移。与此相对，sm1c 病变中，ly（+）上升到 28.6%，v（+）上升到 19.0%，有 1 群淋巴结转移的病例。sm2 以深的病变，脉管侵袭率很高，sm2 的淋巴结转移率为 7.9%，sm3 的淋巴结转移率为 17.3%，并出现 2 群淋巴结转移（表 3-8）。

表 3-8　sm 癌的血管侵袭和淋巴结转移

	脉管侵袭		合计	淋巴结转移		合计
	ly (+)	v (+)		1	2	
sm1a	6 (9.8)	0	61	0	0	61
sm1b	10 (18.9)	6 (11.3)	53	0	0	53
sm1c	18 (28.6)	12 (19.0)	63	3 (4.8)	0	63
sm2	80 (57.7)	56 (40.3)	139	10 (7.2)	1 (0.7)	139
sm3	68 (65.4)	58 (55.8)	104	17 (16.3)	1 (1.0)	104
合计	182 (43.3)	132 (31.4)	420	30 (7.1)	2 (0.5)	420

　　由以上得出，根据 sm 浸润度分类可以把淋巴结转移的风险规定在一定程度上，再加上有无脉管侵袭从而来决定是否适合内镜治疗。也就是说除大的 LST 之外，只通过内镜治疗就可追踪其经过的病变为浸润至 sm1b 且没有脉管侵袭的病变。有脉管侵袭的 sm1a、sm1b 以及 sm1c 以深的病变，现在一般认为是内镜治疗的界限，假如实行了内镜下切除，也应在腹腔镜辅助下追加淋巴结廓清的肠切除术。根据这种 sm 浸润度分类，由于 sm1c 以深的病变可能会有淋巴结转移，所以将适应内镜治疗的 sm1a、b 病变和 sm1c 以深的病变进行鉴别，对于治疗方法的选择是极为重要的。

　　我们从新潟大学第一外科时代起，对大约 600 例大肠 sm 癌进行诊断和治疗时，就将按 sm 浸润度分类的 sm1c 以深病变规定为临床上的 sm massive 癌，结合有无血管侵袭来决定治疗方针，然后再实行治疗。如除去因肺、肝转移而死亡的病例，到目前为止没有出现 1 例因淋巴结转移诊断和治疗方针的错误或因手术本身而引起死亡的病例。笔者本人参与大肠 sm 癌诊疗，然后建立治疗方针，最后实行诊疗，到现在取得了些许令人满意的结果，感到很幸运。

d. 绝对值分类的矛盾点

　　Ⅰ型及Ⅱ型 pit pattern 如除去黏膜下肿瘤等，都属于非肿瘤性的 pit pattern。与此相对应，Ⅲ$_S$、Ⅲ$_L$、Ⅳ、Ⅴ型 pit pattern 都是肿瘤性的 pit pattern。再进一步对作为癌指标的Ⅴ型 pit pattern 进行分类，腺口形态不整、排列混乱、无规则性、大小不等的为Ⅴ$_I$型 pit pattern，pit 消失形成无构造区域的为Ⅴ$_N$型 pit pattern（图 3-12）。在全世界日本诊断的早期大肠癌最多。这是以内镜为中心的日本诊断学的胜利。可是，近来正在争论把 sm 癌用 1 000 μm 进行分类或进一步扩大适应证。绝对值的分类方法需要用实体显微镜处理细小的标本，而对于不适合的材料就不能进行绝对值评价。绝对不能仅靠绝对值评价而进行不合适的治疗。如标本是斜切的话，绝对值就会有大幅的变动。几乎所有的 sm 癌都为斜切，如果考虑到这点的话，在临床方面就必须更加慎重。同样的，因为肌层的起点没有一定的基准，所以应用绝对值评价几乎就没有意义。900 μm 还好，1 100 μm 也不能说成是阳性。

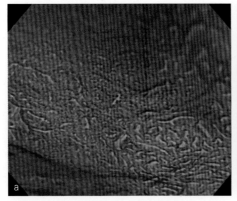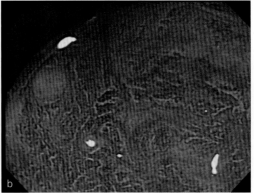

图 3-12　V 型 pit pattern 亚分类
a　V_I 型 pit pattern。b　V_N 型 pit pattern。

表 3-9　V 型 pit pattern 和病理组织像的对比

	腺瘤		癌			合计
	轻～中度	重度	m	sm1a, b	sm1c-3	
V_I	20	13	91	11	22	157
	(12.7%)	(8.3%)	(58.0%)	(7.0%)	(14.0%)	
V_N	0	0	1	4	52	57
			(1.8%)	(7.0%)	(91.2%)	
合计	20	13	93	15	73	214

　　原来，测定模糊的东西时只用范围来诊断就足够了，笔者认为那样更能保证其正确性。切片尚存在问题而过分信赖绝对值的话，就会有"淋巴结复发怎么办呢"这样的疑问。如表 3-7 所示，实际上 1 000 μm 以下的转移病例报道的也很多。即使 500 μm 以下的也有转移的病例，所以必须要十分注意不要对绝对值过分信赖。今后随着病例的增加，也会有越来越多的转移病例。笔者认为临床医生应该更加慎重且谦虚地决定早期癌的治疗方针。

　　V 型 pit pattern 是反映构造异型的。V_I 型 pit pattern 所见为大小不等或非左右对称的 pit 或出现异常分歧、排列混乱等，其与病理组织像中表层腺管的构造异型相对应。多认为是黏膜内腺管构造保存比较好的 m 癌，或者一部分为 sm 浸润癌。另一方面，V_N 型 pit pattern 构造异型更强，并出现由于癌组织浸润至黏膜下层深部而引起病变表层的间质反应（desmoplastic reaction；DR）。间质反应明显的部位，由于病灶表层腺管密度低下，观察表面构造时可看到无构造或接近无构造的 pit pattern。这与黏膜下浸润癌灶的显露或荒废的癌灶表面及异常间质等的组织像相对应，这是 sm 深部浸润癌的特征。如前所述，pit pattern 可以反映组织构筑，所以可通过 pit pattern 来推测作为结果的病理组织像。

表 3-10　隆起型病变 V 型 pit pattern 和病理组织像的对比

	腺瘤		癌			合计
	轻~中度	重度	m	sm1a, b	sm1c-3	
V_I	13	8	57	5	19	102
	(12.7%)	(7.0%)	(55.9%)	(4.9%)	(18.6%)	
V_N	0	0	1	1	19	21
			(4.8%)	(4.8%)	(90.4%)	
合计	13	8	58	6	38	123

表 3-11　表面隆起型病变 V 型 pit pattern 和病理组织像的对比

	腺瘤		癌			合计
	轻~中度	重度	m	sm1a, b	sm1c-3	
V_I	6	4	31	4	3	48
	(12.5%)	(8.3%)	(64.6%)	(8.3%)	(6.3%)	
V_N	0	0	0	2	9	11
				(18.2%)	(81.8%)	
合计	6	4	31	6	12	59

e. 放大内镜诊断浸润深度的能力

在笔者医院用放大内镜观察并通过内镜或外科手术切除的 2 502 例大肠腺瘤及早期癌病变中，有 214 例呈 V 型 pit pattern，以这 214 例病变为对象，将内镜观察时的 pit pattern 诊断和切除标本的病理组织诊断进行了对比（表 3-9）。

呈 V_I 型 pit pattern 的有 157 例病变，其中高度异型腺瘤有 13 例（8.3%），m 癌有 91 例（58%），sm 癌有 33 例（21%），浸润深度达 sm1a、b 的病变有 135 例（86%）。呈 V_N 型 pit pattern 的病变有 57 例，其中 m 癌 1 例（1.8%），sm 癌 56 例（98.2%），浸润深度在 sm1c 以深的病变有 52 例（91.2%）。从中可以看出，在大肠癌的浸润深度诊断方面，如放大内镜下呈 V_N 型 pit pattern，那么该病变的浸润深度为 sm1c 以深的可能性极高。另外如呈 V_I 型 pit pattern，那么浸润深度达 sm1a、b 的可能性很高。结果显示，从 sm1c 癌开始可见到淋巴结转移，sm1c 以深癌血管侵袭率也较高。因此适应内镜治疗的为血管侵袭阴性、仅达 sm1b 的病变，sm1c 及 sm2-3 癌适合包含淋巴结清扫的根治手术，所以两者的鉴别诊断非常重要。也就是说呈 V_N 型 pit pattern 的病变，大多需要手术，而呈 V_I 型 pit pattern 的病变为 m-sm1b 癌的可能性较高，大多适应内镜治疗。

研究肉眼形态差别的话，在隆起型中，呈 V_I 型 pit pattern 的病变共有 102 例，浸润深度达 sm1a,b 的病变占 81.4%。而呈 V_N 型 pit pattern 的 21 例病变中 sm1c 以深的 sm massive 癌占 90.4%（表 3-10）。在表面隆起型中，呈 V_I 型 pit pattern 的 48 例病变中达 sm1a，b 的病变占 93.7%。与之相对，呈 V_N 型 pit pattern 的病变中，浸润深度达 sm1c 以深的病变占 81.8%（表 3-11）。

表 3-12　凹陷型病变中 V 型 pit pattern 和病理组织像的对比

	腺瘤		癌			合计
	轻~中度	重度	m	sm1a, b	sm1c-3	
V_I	1	1	3	2	0	7
	(14.3%)	(14.3%)	(42.9%)	(28.5%)		
V_N	0	0	0	1	24	25
				(4.0%)	(96.0%)	
合计	1	1	3	3	24	32

表 3-13　肉眼形态差别的 sm 癌和 V 型 pit pattern

	隆起型（n=44）		表面隆起型（n=18）		凹陷型（n=27）	
	sm1a,b	sm1c-3	sm1a,b	sm1c-3	sm1a,b	sm1c-3
V_I	5	19	4	3	2	0
V_N	1	19	2	9	1	24

在凹陷型中，呈现 V_I 型 pit pattern 的病变全部是 sm1a，b 的病变。而呈现 V_N 型 pit pattern 的病变中深达度达 sm1c 以深的病变占 96.0%（表 3-12）。即呈现 V_I 型 pit pattern 的病变在隆起型的正确诊断率方面较低。呈现 V_N 型 pit pattern 的病变则为比《箱根研讨会共识》中 sm1c 更深的 massive 癌的可能性更高。

对肉眼形态各类别的 sm 癌和 V 型 pit pattern 进行研究（表 3-13），呈 V_N 型 pit pattern 的病变，不管肉眼形态怎样，sm 深部浸润癌的比率都较高。但在隆起型 sm 深部浸润癌中，也有很多不呈现 V_N 型 pit pattern 的病变。这些病变表面构造完好但也是浸润病变。pit pattern 诊断的最大弱点是只能看到病变的表面。也就是说，由于 pit pattern 只能反映病变表面所能表现出来的那部分构造，更深部的状态只能通过间接的推测。在隆起型病变中，由于存在深部的状态没有反映到表面的病变，这点被认为是现阶段 pit pattern 诊断的界限。

用放大内镜进行的 pit pattern 诊断和组织诊断能很好地对应。V 型 pit pattern 分为 V_I 型和 V_N 型，与病理组织学所见的肿瘤腺管的异型构造或癌浸润灶的露出及异常间质的出现相关，V_I 型 pit pattern 主要为 m-sm1b 癌，V_N 型 pit pattern 则为 sm1c 以深的癌，大概是这样对应的。通过对 V 型 pit pattern 的鉴别，可以正确进行早期大肠癌的浸润深度诊断。

以下是根据 pit pattern 诊断而进行浸润深度诊断的实际病例（图 3-13~ 图 3-15）。

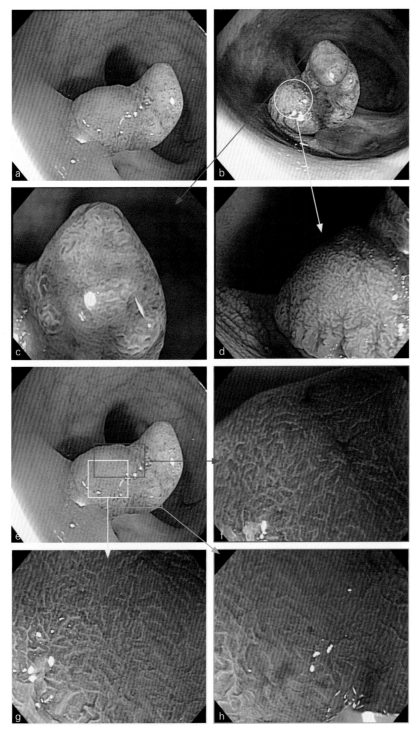

图 3-13　乙状结肠的隆起型病变

a　普通内镜观察乙状结肠可见亚蒂隆起性病变。表面略发红，局部明显发红。

b~d　喷洒靛蓝胭脂染色后放大观察，○部分为管状 pit，○部分为密集的不规整 pit。

e~h　结晶紫染色后放大观察，可见密集着有复杂分支且边缘不整的 pit。诊断为 V_I 型
　　　pit，考虑为 m 癌或 sm 微小浸润癌，实行了 EMR。

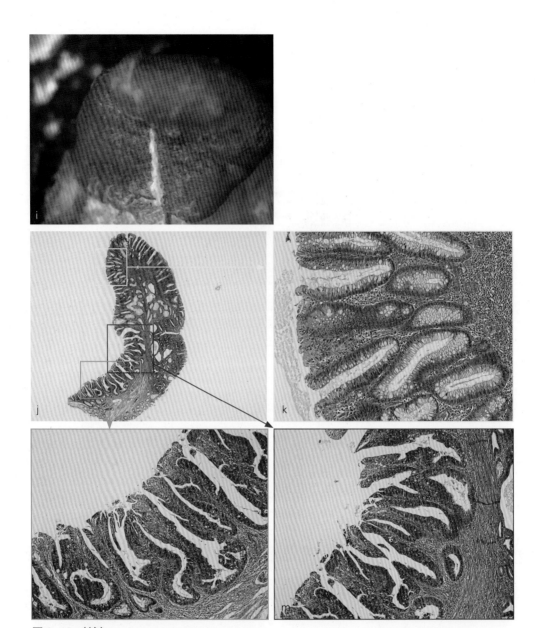

图 3–13（续）

i~k　病理组织标本中大部分为中度异型的腺瘤成分。

l，m　与周围相比呈明显异型构造的区域为腺癌。与放大观察所见的非常不规整的 pit 部位一致。
　　　病理组织诊断为管状腺瘤中高分化腺癌，m.ly0，v0。

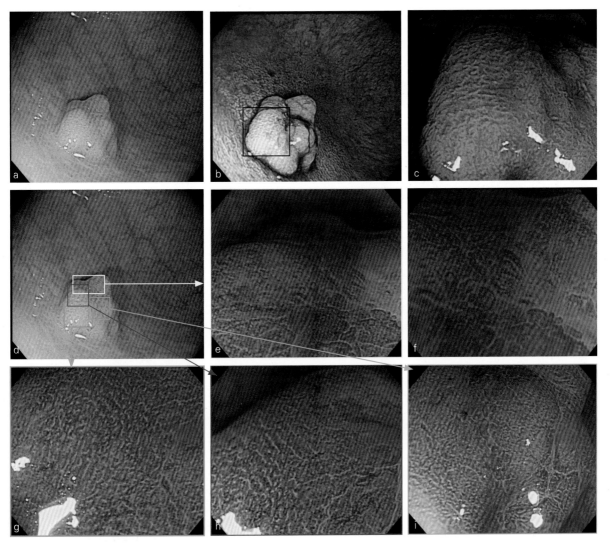

图 3-14　广基性病变（Rs，13mm）

a　直肠（Rs）可见 13mm 大的隆起性病变。表面略发红，明显凹凸不整。肉眼形态为 ls 型。

b，c　靛蓝胭脂染色后放大观察可见表面呈不规整的 pit。

d~f　结晶紫染色后放大观察，可见病变全体呈不规整 pit。尤其是顶端的 pit 大小明显不等，尚有一部分 pit
　　变粗。

g~i　病变的侧面密集增生着大小不等的不规整 pit。未见到明显的无构造区域，诊断为 V$_I$ 型 pit pattern，施
　　行了 EMR。

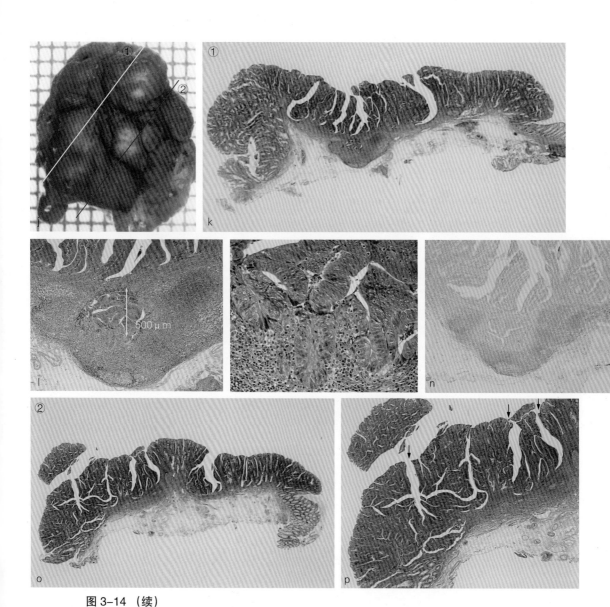

图 3-14 （续）

j~p　病理组织标本中，可见强异型的腺管增生，癌的一部分浸润到黏膜下层的淋巴滤泡内。向黏膜下层浸润
　　　的绝对值为 500μm。

病理组织诊断为高分化腺癌，sm1a，ly0，v0。

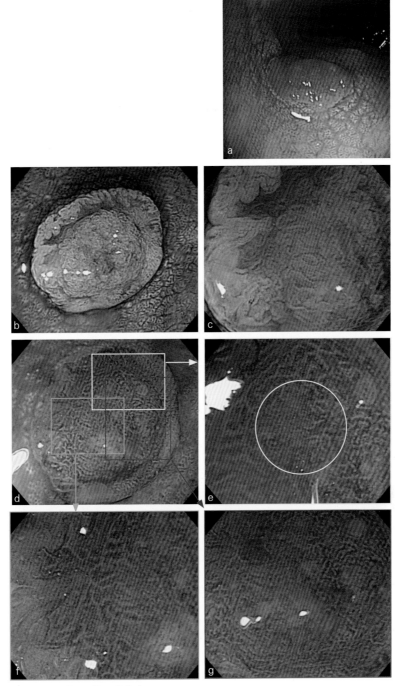

图 3-15　Ⅱa+Ⅱc 型病变

a　普通内镜观察在乙状结肠可见周围有白斑的 9mm 大的扁平隆起性病变。病变
　　中央部明显发红，稍微隆起。

b，c　靛蓝胭脂染色后可见局部的凹陷变得明显，且有凹陷内隆起。由于只有少部分
　　　隆起，从肉眼形态来说诊断为Ⅱa+Ⅱc 型。

d　结晶紫染色后放大观察可见 pit 大小等、排列不整。

e　○的部分非常不整，没有 pit 构造。

f，g　中央部的 pit 从高度异型腺管逐渐消失。诊断为 V_N 型 pit pattern，判断为 sm
　　　癌选择了手术。

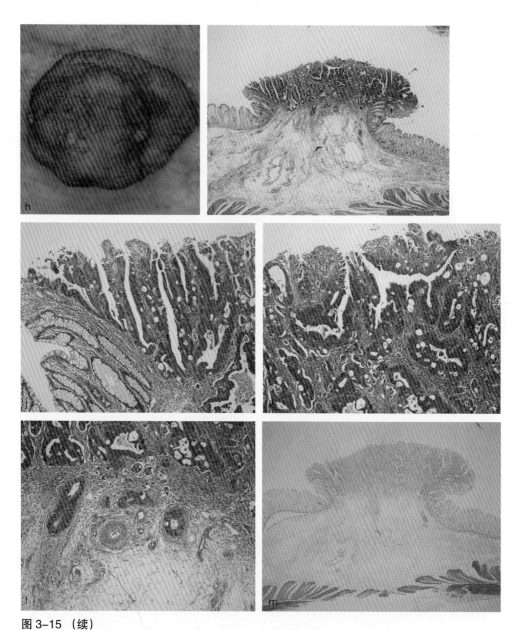

图 3-15 （续）

h~k 病理组织学可见强异型的腺管增生，可以诊断为中分化型腺癌。表层可见露出的 sm 层，未见黏膜
　　内病变的残存。

l 血管侵袭阳性。

m 结蛋白染色可见黏膜肌层断裂。

病理组织诊断为中分化腺癌，sm1c，ly1，v1，n（–）。

浸润实测值 1 840 μm。

3. 基于 pit pattern 诊断的治疗方针 ————▶

自从 1984 年大肠 sm 癌的 sm 浸润度分类发表以来，就通过综合分析肉眼形态、浸润度分类及血管侵袭等来对早期大肠癌制定治疗方针。在那之后，由于放大内镜诊断和实体显微镜的活用等确立了 pit pattern 诊断学。pit pattern 诊断学的确立，使肿瘤的良恶性诊断以及浸润深度诊断变得更为精确，使接近病理诊断的内镜诊断变为可能。结果使大肠肿瘤在治疗方面向前迈进了一大步。

a. 决定治疗方针时的基本诊断——由 3 方面组成

我们到目前为止，治疗了约 20 000 例腺瘤及早期癌，其中 sm 癌 548 例（表 3-5）。从这些丰富的治疗经验中总结出以下的结论。

> **通过综合分析 pit pattern 分类、肉眼形态发育形态分类及 sm 浸润度分类 3 分面，从而进行大肠腺瘤、早期癌的治疗几乎没有发生过错误。**

这里不得不强调的是，对肿瘤的形态认识（肉眼形态、发育形态）比任何方面都重要，在确保这个的前提下才能进行 pit pattern 诊断。只有这样，对于腺瘤、早期癌的主要治疗方针（是 EMR 还是 LAC）才能进行判断。当然，对于内镜治疗得到的切除标本应进行病理学检查，判断 sm 浸润度及有无 ly、v 的脉管侵袭，重要的是探讨是否有追加切除的必要性。目前为止，我们根据 pit pattern 分类、肉眼形态和发育形态分类、sm 浸润度分类这 3 个方面在临床上采取相应的治疗方针，除有 2 例肝转移病例外，没有因为 sm 癌的治疗方针错误而导致局部复发或复发死亡的病例。

b. 肉眼形态分类的治疗方针

通过放大内镜观察进行 pit pattern 诊断的内镜诊断方法具有很高的精确度，其可以接近病理学诊断，从这一点来说是大肠肿瘤的诊断学方面的一个巨大进步。并且，通过放大内镜进行的 pit pattern 诊断，能够提高性质诊断和深度诊断的效率，作为选择治疗方法的指标，即使一个也具有非常重要的意义。作为内镜医生，必须要对病变进行充分的内镜诊断，判断有无治疗的适应证，如果适应内镜治疗的话，在此情况下对病变选择最适当的治疗方法，然后对病变实行完全切除。

1）隆起型

隆起型大部分情况下施行大肠息肉切除术可进行完整活检组织检查。

在笔者医院，通过内镜切除的 5mm 以下的病变凹陷型中 8% 发生 sm 癌（表 3-6），而隆起型肿瘤中没有一例为 sm 癌。因此，呈 III_L 型 pit 的微小表面隆起型病变不应作为紧急内镜治疗的对象。而 5mm 以上的病变尽管随着肿瘤直径的增大，sm 癌率也越高，但如病变仍呈单独的 III_L 型 pit pattern，其 sm 癌发生的可能性很低，也不适应紧急的内镜治疗。然而隆起型病变中也有黏膜内病变残留的 sm 深部浸润病变，虽说看不到 V_N 型

pit pattern，但也不能认为内镜治疗就足够了。大的隆起型病变在体内不能充分观察到的情况也很多。另外，要注意即使呈Ⅳ型或V_I型 pit pattern 的病变也有 sm 深部浸润的可能，在施行息肉切除术、EMR 后，有必要进行详细的病理组织学检查。诊断为V_N型 pit pattern 的病变 sm 深部浸润癌的可能性很高，目前不适合做内镜治疗，应选择腹腔镜辅助下做肠切除。

2）表面隆起型

表面隆起型大部分情况下施行内镜下黏膜切除术（EMR）。

与隆起型病变一样，5mm 以下的表面隆起型病变中 sm 癌极少发生，如呈单独的$Ⅲ_L$型 pit pattern 则不能作为紧急内镜治疗的对象。如呈 Ⅳ 型或V_I型 pit pattern 的病变则适合内镜治疗。LST 的情况下，如由$Ⅲ_L$型、Ⅳ型、V_I型 pit pattern 构成的病变多为腺瘤、m 癌、sm 微小浸润癌，适于 EMR 或分割切除（EPMR）术（图 3-16）。大的 LST 有必要施行 EPMR。EPMR 手法基本与 EMR 相同，为了将癌的最深部分完全切除，记住要避免侧方断端的癌残留，按最初的计划一点一点分割切除是很重要的。呈V_N型 pit pattern 的情况下，提示该病变为 sm 深部浸润，应首选腹腔镜辅助下的手术治疗（图 3-17）。

3）凹陷型

凹陷型基本行 EMR 切除术。与隆起型、表面隆起型相比，凹陷型是恶性最高的病变，无论其大小如何只要发现均必须实施治疗。如呈Ⅲs 型或V_I型 pit pattern 适于 EMR 治疗（图 3-18）。对于内镜切除的标本，实体显微镜下观察呈 V 型 pit 而怀疑为癌的病变，制作适当切面的标本是非常重要的。并且，病理诊断时应判断 sm 的浸润深度、血管侵袭及组织类型等，然后探讨是否有追加手术的必要性。根据以上所述，如为 sm 深部浸润癌，有必要追加包含淋巴结清扫在内的腹腔镜辅助下的大肠切除术（图 3-19）。如观察到V_I型的 scratch sign 或呈V_N型 pit pattern 则提示 sm 深部浸润，需要行包括淋巴结清扫在内的根治术，特别适于行腹腔镜辅助下的手术（图 3-20）。

专栏

过度施行息肉切除术的时代终结了

过度实施息肉切除术而引起的不必要花费越来越多。在正确诊断的基础上进行适度的治疗是医疗的出发点。与大肠癌无关的增生性息肉靠 Ⅱ 型 pit 就能够正确诊断，很少实行息肉切除术。放大内镜的应用使大肠肿瘤的医疗质量得到了提高。

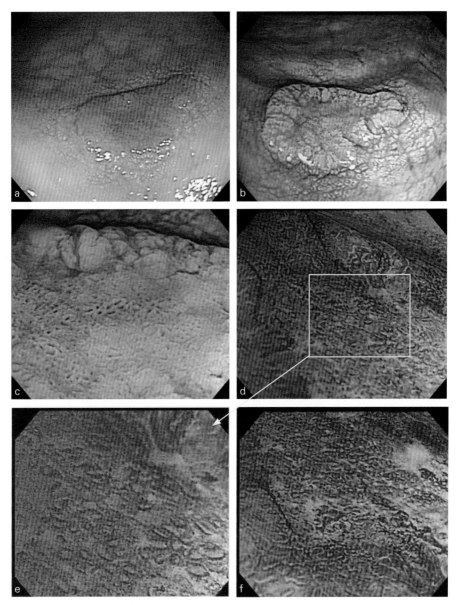

图 3-16　LST-NG 型病变（Ra，12mm）

a　直肠 Ra 可见 12mm 大的周围有白斑的扁平隆起型病变。病变的中央部比周围明显发红。

b　喷洒靛蓝胭脂染色后普通内镜观察到的发红的部分，呈现出清晰的凹陷轮廓。

c　根据肉眼形态可诊断为 LST-NG。放大观察可看到大小不等的管状或类圆形的 pit。

d~f　结晶紫染色后放大观察可见 pit 形态不规整、大小不一、排列紊乱，诊断为 V_I 型 pit pattern。考虑为 m 癌，施行了 EMR。

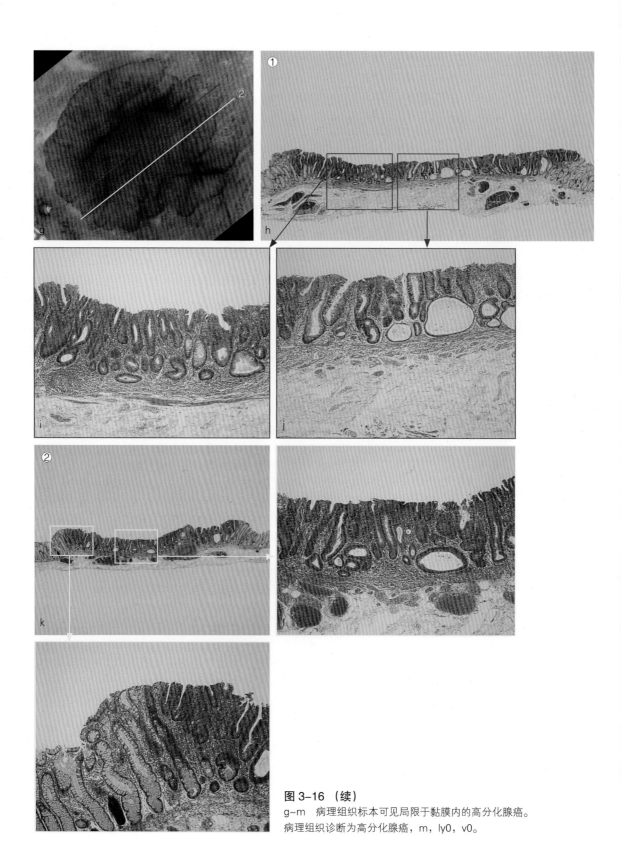

图 3-16 （续）
g~m　病理组织标本可见局限于黏膜内的高分化腺癌。
病理组织诊断为高分化腺癌，m，ly0，v0。

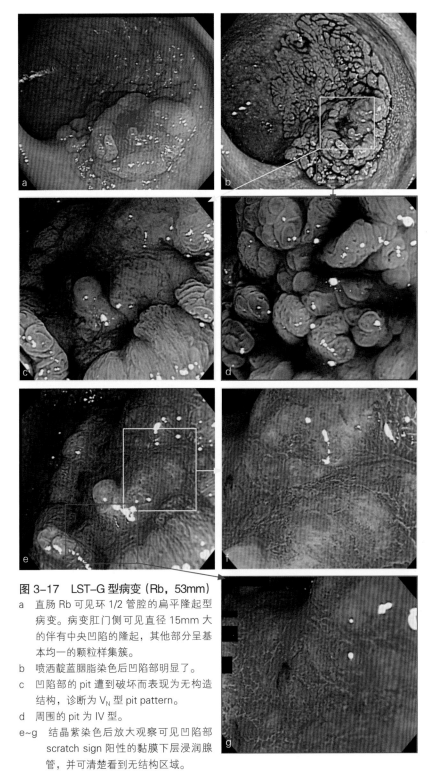

图 3-17　LST-G 型病变（Rb，53mm）

a　直肠 Rb 可见环 1/2 管腔的扁平隆起型
　　病变。病变肛门侧可见直径 15mm 大
　　的伴有中央凹陷的隆起，其他部分呈基
　　本均一的颗粒样集簇。

b　喷洒靛蓝胭脂染色后凹陷部明显了。

c　凹陷部的 pit 遭到破坏而表现为无构造
　　结构，诊断为 V_N 型 pit pattern。

d　周围的 pit 为 IV 型。

e~g　结晶紫染色后放大观察可见凹陷部
　　　scratch sign 阳性的黏膜下层浸润腺
　　　管，并可清楚看到无结构区域。

scratch sign 基本与 V_N 型区域相连续。诊断为 V_N 型 pit pattern，考虑为 sm 深部浸润癌，
施行了外科切除术。

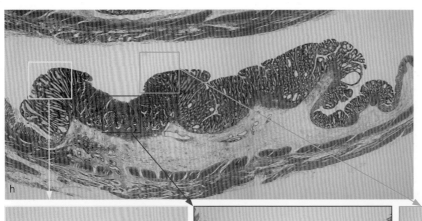

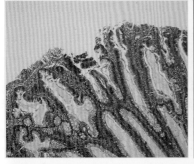
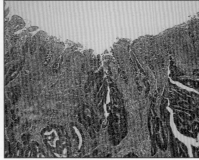
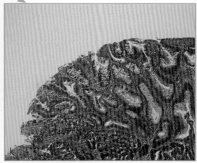

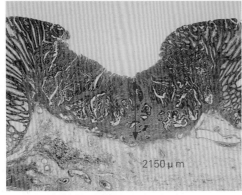
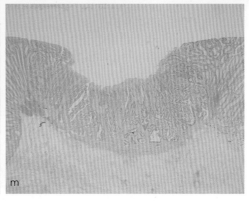

图 3-17（续）

h　根据病理组织标本可见不规则的管状至修复腺管结构交织增殖的高～中分化腺癌。

i~k　凹陷 sm 层露出，间质反应很明显。

l，m　desmin 染色可见黏膜肌层断裂，由于没有基线，所以从表层向下测定浸润距离。

病理组织诊断为管状绒毛腺瘤中高分化腺癌，sm2，ly0，v0，n（−），浸润实测值 2150 μm。

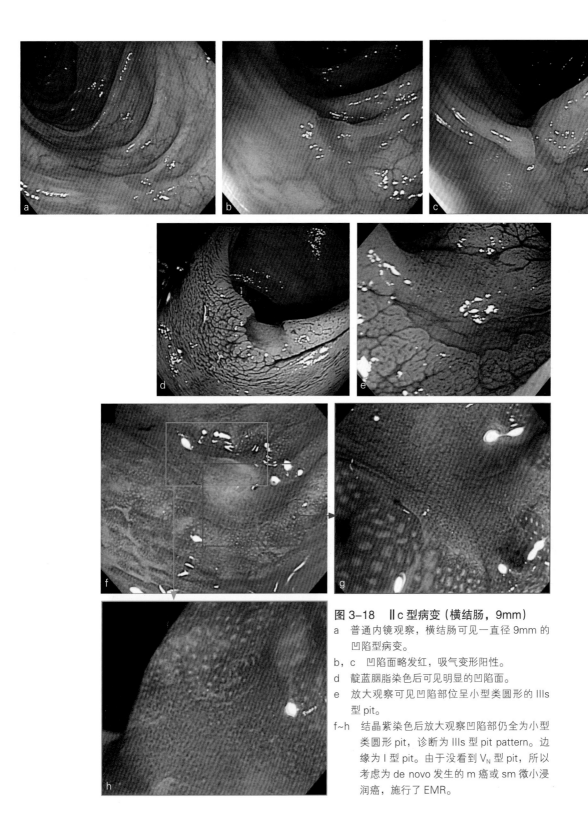

图 3-18 Ⅱc 型病变（横结肠，9mm）

a 普通内镜观察，横结肠可见一直径 9mm 的凹陷型病变。

b，c 凹陷面略发红，吸气变形阳性。

d 靛蓝胭脂染色后可见明显的凹陷面。

e 放大观察可见凹陷部位呈小型类圆形的 Ⅲs型 pit。

f～h 结晶紫染色后放大观察凹陷部仍全为小型类圆形 pit，诊断为 Ⅲs 型 pit pattern。边缘为 Ⅰ 型 pit。由于没看到 V_N 型 pit，所以考虑为 de novo 发生的 m 癌或 sm 微小浸润癌，施行了 EMR。

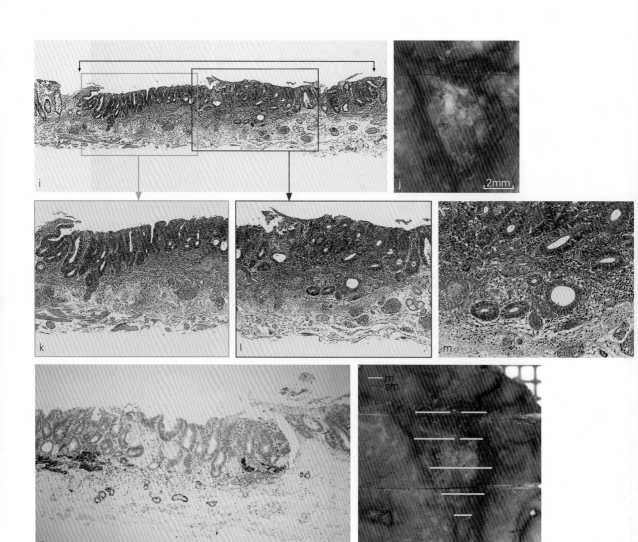

图 3-18 （续）

i~o　病理组织标本可见无腺瘤成分的高分化型腺癌，浸润至黏膜全层，由较短的无分支的直腺管构成。

黏膜肌层一部分断裂，在黏膜下层浸润了 300μm。加上水平方向的宽度后诊断浸润深度为 sm1a。
病理组织诊断为高分化腺癌，sm1a，ly0，v0。绝对值 300μm。

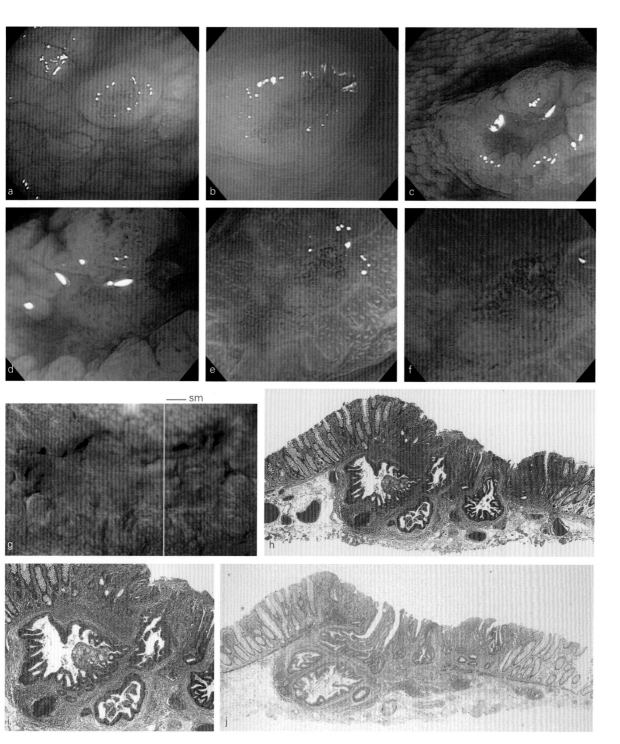

图 3-19　Ⅱc+Ⅱa 型病变（降结肠，5mm）

a，b　普通内镜下观察降结肠可见直径 5mm 大的略发红的病变。中央部发红明显。c，d　喷洒靛蓝胭脂染色后可见清晰的凹陷面，可确定为凹陷型病变。凹陷面边缘伴随轻度隆起，肉眼形态为Ⅱc+Ⅱa。e，f　结晶紫染色后的放大观察，可见凹陷面的 pit 遭到破坏，不规整的 pit 中央可见无结构区域，诊断为 V_N 型 pit pattern。虽诊断为 sm 癌，但因病变直径为 5mm，遂施行了 EMR。　g~j 病理组织标本可见不规则管状~乳头状腺管结构交替增殖的高分化腺癌，穿透黏膜肌层浸润到了黏膜下层。

病理组织诊断为高分化腺癌，sm2，ly0，v0。浸润绝对值 875μm。sm 浸润度分类为 sm2，追加了肠切除术。

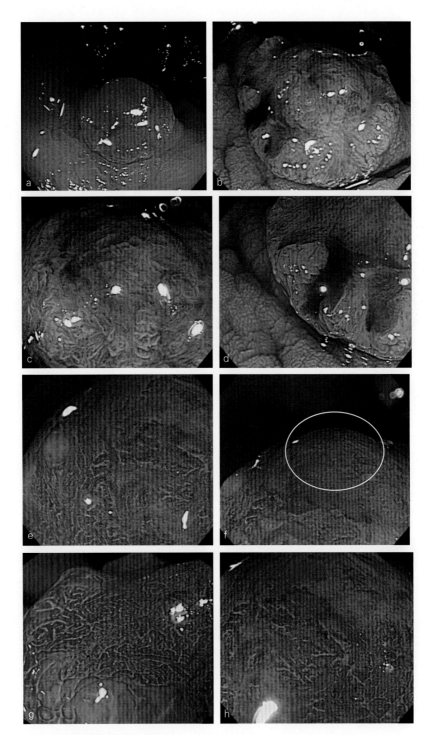

图 3-20 I_s+ II c 型病变（Rb，9mm）

a　普通内镜下观察直肠（Rb）可见周围伴有白斑的约 9mm 大小的病变。病变中央部明显发红，与周围相比隆起。b~d　病变较易出血，观察时已经出现了渗出。喷洒靛蓝胭脂染色后可见清晰的局部凹陷。且凹陷内有隆起。根据肉眼形态诊断为 Is+ II c 型。e~h　结晶紫染色后放大观察虽然有出血、黏液的影响，仍可看到明显的无结构区域。并且 scratch sign 也为阳性，残存的 pit 也遭到破坏，可明确诊断为 sm 浸润癌。整体看来诊断为 V_N 型 pit pattern。诊断为 sm massive 癌，施行了外科切除。

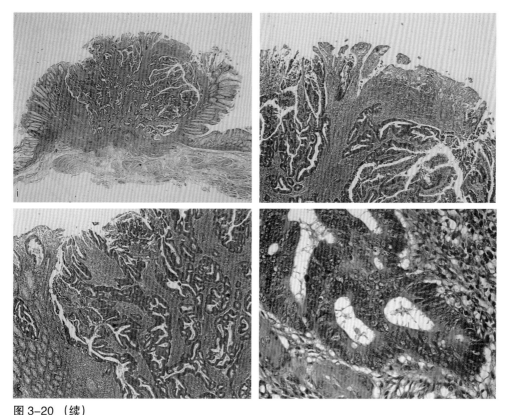

图 3-20 （续）

i~l 病理组织标本可见乳头状、愈合管状结构交替增殖的中分化腺癌，增殖至黏膜下层深部。病变表层有
间质反应显露。

病理组织诊断为中分化腺癌，sm3，ly0，v0，n（−）。浸润实测值 4 500 μm。

c. EMR、ESD 和 pit pattern 的分类——以 LST 为中心

对于大肠肿瘤浸润深度的诊断，肉眼形态、肿瘤的大小以及 pit pattern 是非常重要的。

近年来，ESD（endoscopic submucosal dissection）作为对上消化道肿瘤的治疗手段有所普及，这里想对 ESD 在内的治疗手段稍做介绍。

EMR（endoscopic mucosal resection）和 EPMR（endoscopic piecemeal mucosal resection）已经作为大肠肿瘤内镜治疗的固定方法。其有效的操作方法在之前的《大肠内镜治疗》中已经详细说明了。近年来，即使是大肠也有一部分病变同食道和胃那样可以施行 ESD 来进行治疗。然而，对大肠施行 ESD 需要克服的问题较多，如穿孔率高、操作困难、花费时间较长等，因此目前 ESD 对于大肠的适应证没有明确的指南。在考虑这些操作的适应证时，就像在"大肠癌以及腺瘤的 pit pattern 和形态分类"中所叙述的那样，对侧向发育型肿瘤（laterally spreading tumor；LST）的考察是很重要的。LST 是 10mm 以上的具有侧向发育倾向的一类肿瘤群，分颗粒型和非颗粒型两种。颗粒型又分为颗粒均一型和结节混合型，LST 非颗粒型则可再分为平坦隆起型和伪凹陷型（图 3-21）。笔者对于 LST 病变实施 EMR 以及 EPMR 进行治疗。这里想对根据 pit pattern 分类得到的结果进行考察。

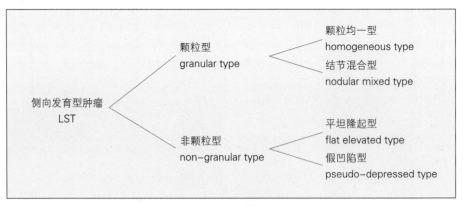

图 3-21　LST 的亚分类

表 3-14　大肠癌手术病例

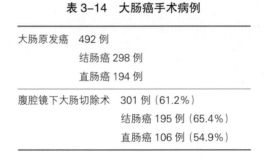

大肠原发癌	492 例
	结肠癌 298 例
	直肠癌 194 例
腹腔镜下大肠切除术	301 例（61.2%）
	结肠癌 195 例（65.4%）
	直肠癌 106 例（54.9%）

①对于颗粒均一型的老年人，即使为 Ⅴ 型 pit pattern 以外的 pit pattern 也要尽可能进行随访。

②颗粒均一型的 V_I 型 pit pattern 病变是 EMR、EPMR 的适应证。

③结节混合型的 V_N 型 pit pattern 病变是 LAC（laparoscopy-assisted colectomy；腹腔镜辅助下大肠切除术）的适应证。

④平坦隆起型的 $Ⅲ_L$ 型、V_I 型 pit pattern 病变是 EMR、EPMR 的适应证。

⑤假凹陷型如果超过 2cm，则 sm 癌的发生率很高。这是 EMR、ESD 的适应证。尤其这种类型通过 EMR、EPMR 进行内镜切除通常比较困难，更适于 ESD 治疗。V_N 型的情况下应选择 LAC 治疗。

LST-NG 最适合 ESD 治疗

最近，不仅是 sm 癌就连进展期大肠癌也可积极地施行 LAC 治疗。笔者所在医院在建院后的 3 年 8 个月时间里，对 492 例原发性大肠癌施行了大肠癌手术，其中 195 例结肠癌（65.4%）施行了 LAC，超过半数的直肠癌也同样施行了 LAC。这种趋势会越来越增强。表 3-14 列出了本院大肠癌手术的情况。

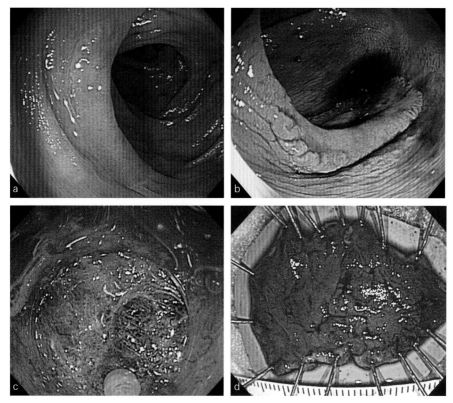

图 3-22　LST-NG (psendo-depressed) 病例的 ESD

a　横结肠上可见 30mm 大小的 LST-NG。

b　靛蓝胭脂染色后可看到假凹陷，诊断为 LST-NG (psendo-depressed)。

c　局部注射透明质酸后用 flex 刀进行黏膜下层的剥离。

d　切除标本为 37mm×28mm，肿瘤直径为 30mm×20mm 完整切除。

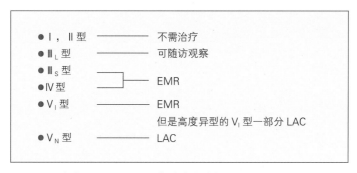

图 3-23　根据 pit pattern 分类的治疗方针

　　根据前面的叙述，对于病变比较大的肿瘤施行了 EPMR。目前大家都比较关注 ESD。由于有穿孔的危险尚很少应用于大肠。现在 ESD 病例的收集在全国都很少。因此，是否所有的手段都有效，目前还没有定论。但是，设备改良的同时如相应地改进技术的话，那么就可以更安全地施行 ESD，这样的时代早晚都会到来的吧。

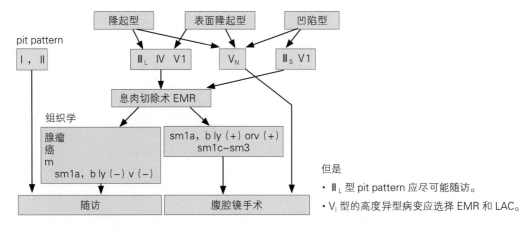

图 3-24 依据肉眼形态、pit pattern 的大肠肿瘤性病变的治疗方针

笔者认为目前唯一的 ESD 适应证，是不局限于凹陷型的接近 LST-NG 的 pseudo-depressed type（图 3-22）。另外，"一并切除还是分割切除"的争论，笔者认为没什么意义。大肠的情况下用 EPMR 分割切除就足够了，热活检钳、APC 等使病变凝固的方法简便易行，根据我们的经验来看，几乎没有因腺瘤、早期癌复发而需要做再次手术的。不论是哪种治疗方法，在进行治疗时，都用放大内镜检查确认残存黏膜无Ⅲ~V型的肿瘤性 pit pattern，这点是极其重要的。图 3-23 是依据 pit pattern 分类而采取的治疗方针，还有图 3-24 是依据肉眼形态、发育形态分类、pit pattern 分类、sm 浸润度分类、血管侵袭的综合情况而制订的治疗方针。

关于 EMR、息肉切除术、息肉分次切除术以及 ESD 等具体的治疗方针在下面进行叙述。

> **黏膜切除之后，用放大内镜检查确认残存黏膜无Ⅲ~V型的肿瘤性 pit pattern，这点是极其重要的。**

4. 基于 pit pattern 诊断治疗的实施

a. EMR

1）基于 pit pattern 诊断治疗的实施

　　大肠肿瘤的治疗分为 3 大部分，除了以息肉切除术或内镜下黏膜切除术为代表的内镜治疗外，还有外科切除以及对不能切除的病例施行化学疗法。在笔者医院，在普通内镜观察基础上还用放大内镜进行 pit pattern 诊断，从而来确定内镜下治疗是否可行。也就是说，没有淋巴结转移的病变可以进行内镜下治疗，而对于可能有淋巴结转移的病变则应采取外科切除。对 sm 癌采取相对分类方法进行分类，如报告中所述，由于 sm 1c 以深的病变可能发生淋巴结转移，所以内镜下治疗只适用于血管侵袭阴性的浸润深度至 sm 1b 为止的病变。放大内镜如观察到 V_N 型 pit pattern，那么这个病变极有可能已浸润至 sm 1c 以深，基本上不适于内镜下治疗。也就是说除 V_N 型 pit pattern 以外的肿瘤型 pit 虽呈 III_L 型、III_S 型、IV 型、V_I 型，但却可以应用内镜治疗。

2）EMR（EPMR）的实际应用

① EMR

　　大肠 EMR 的适应证原则上包括以下几类：（a）凹陷型病变；（b）平坦型病变，尤其是侧向发育型肿瘤（LST）；（c）隆起型癌（打算将正常黏膜包含在内一并切除时）。在普通观察和放大观察后诊断是否需要内镜下治疗，然后再开始施行 EMR。通常用生理盐水作为局部注射液，也可根据病例选用甘油。局部注射时顶住穿刺针，注入注射液从而形成人工隆起，注意不要使注射液扩散至周边。隆起充分后，用圈套器圈套。通常用带有针尖的圈套器，根据病例的不同，也可以应用螺旋圈套器、平板圈套器。圈套后在确认没有圈入肌层的前提下将其切除。圈套时如果感到有异常的弹力，则把圈套器稍放松并且给气后再次圈套。由于 EMR 的对象病变中很少有粗大的血管，所以切除时仅用普通的切开波。切开波在切除时切断的效果较好，这样就会使切除边缘的破坏减少，从而对病变标本进行病理学检查时也不会带来障碍。回收时为了不损伤病变，应用五角形钳子或者回收网篮进行回收。

　　以下是实际的病例（2 例）（图 3-25，图 3-26）。

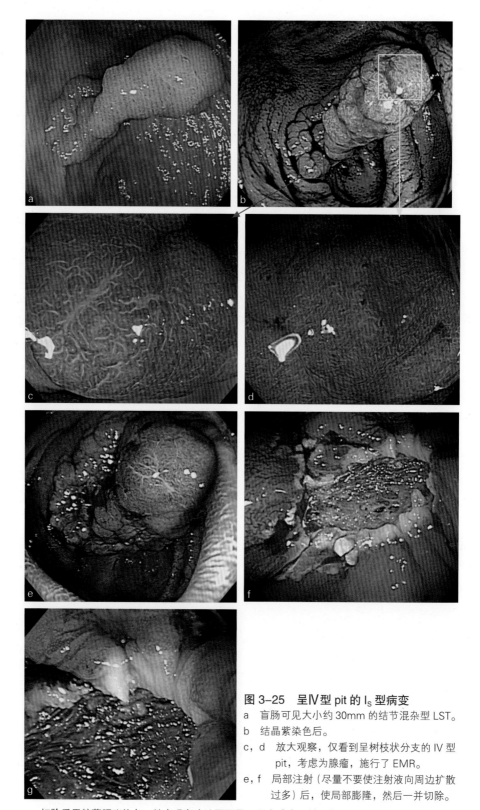

图 3-25　呈Ⅳ型 pit 的 Iₛ 型病变

a　盲肠可见大小约 30mm 的结节混杂型 LST。

b　结晶紫染色后。

c，d　放大观察，仅看到呈树枝状分支的Ⅳ型 pit，考虑为腺瘤，施行了 EMR。

e，f　局部注射（尽量不要使注射液向周边扩散过多）后，使局部膨隆，然后一并切除。

g　切除后用靛蓝胭脂色，放大观察确认周围是否留有残余。结果仅看到 I 型 pit。

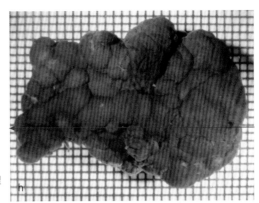

图 3-25（续）
h，i　30mm 的结节混杂型的 LST，病理
　　　结果为管状腺瘤伴重度异型。

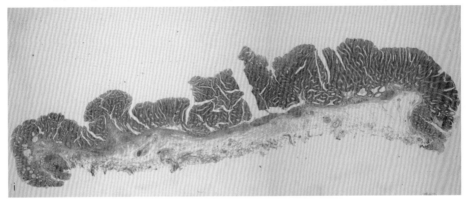

专栏

认知的模式

　　认知的模式分为依赖场景和不依赖场景两种。

　　不依赖场景的认知型的人，他们可以不被事物的表面现象所迷惑能够看清事物的本质。

　　但是，真正有心的人不应当仅限于此，常说"只见树木不见森林"，相反地，看见了森林的整体，却看不见了独立的树木。进行课题研究时既要像观察树木那样注重细节，也应像看到森林那样纵观全局。

　　理想的方式是变换视角，根据课题的不同变换观察的方法，只有做到这样才是真正有心的人。

　　能够找出事物背后潜在的要因，而不是对众多现象逐个研究，能够从中总结出相关性，这才称得上是深度的观察。所谓深入观察是指那些拥有多个视角并能够一边观察一边进行思考的人。放大内镜的 pit 诊断学是将宏观和微观联系起来的重要桥梁。

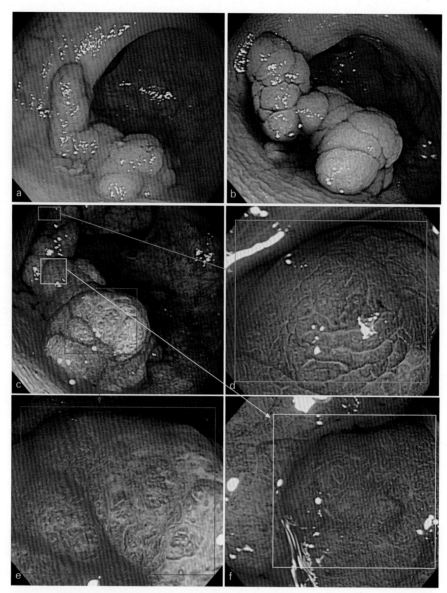

图 3-26　呈 V$_I$ 型 pit pattern 的 I$_S$ 型病变

a，b　直肠可见 45mm 大的结节混杂型 LST。

c，d，f　靛蓝胭脂染色后放大观察，以Ⅳ型 pit 为主，但由于结节部可见不规整的 pit，所以诊
　　　　断为 V$_I$ 型 pit。因无明显的 V$_N$ 型 pit，遂施行了 EMR。认为最深的部位为结节部，所以
　　　　包含结节部一并切除。

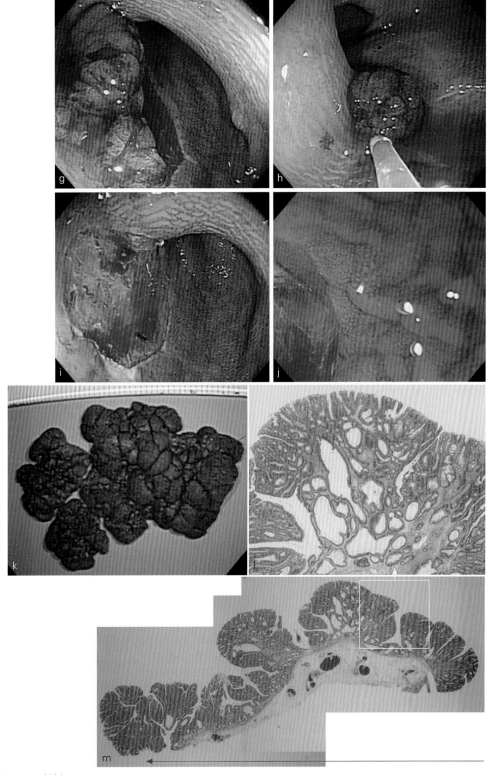

图3-26（续）

g 最深的部位为结节部，所以包含结节部一并切除。

h 剩余部分也进行了切除，分3次切除。

i，j 切除后放大观察周围是否有残余。确认周围仅有 I 型 pit 存在。

k~m 45mm 结节混杂型的 LST。

病理组织诊断：管状腺瘤中高分化腺癌，浸润深度 m。

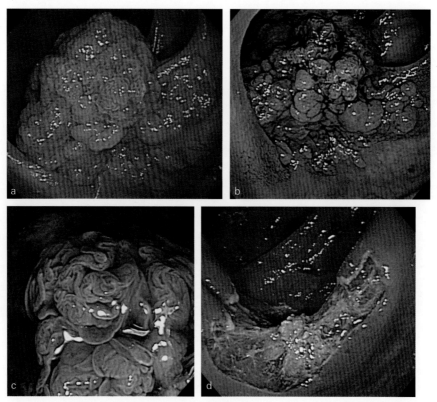

图 3-27　EPMR 的实例（LST 分次切除病例）

a　升结肠可见 40mm 大小的颗粒型 LST。

b，c　靛蓝胭脂染色后，进行放大观察，可见 IV 型 pit。

d　考虑为腺瘤 ~m 癌，施行了 EPMR。

病理组织诊断：管状绒毛腺瘤中高分化腺癌，浸润深度 m。

② EPMR（endoscopic piecemeal mucosal resection）

　　对于 LST 等直径较大的病变，一次切除比较困难时，不要胡乱切，应该进行有计划的分次切除。这种手法称为内镜下分次黏膜切除术（EPMR）。用普通观察和放大观察判断病变最深的部位，并对这个部位进行优先且尽量完整的切除，内镜处理后，用放大内镜观察断端以判断是否还有病变残余，这点尤为重要。操作方法虽和 EMR 一样，但切除两次以后，再用圈套器时，沿着已切除的溃疡面边缘进行圈套则不容易卷入肌层。图 3-27 为施行了 EPMR 的病例。

3）治疗成绩

　　1985 年以来，笔者医院应用 EMR 和 EPMR 切除的大肠肿瘤在 5 000 例以上，其中，对本院开设后到 2004 年 12 月间施行了 EMR 的 1 077 例病变进行了研究。一次性切除的有 940 例病变，分次切除的有 137 例病变，其中随访时间达 6 个月以上的有 367 例病变（表 3-15）。

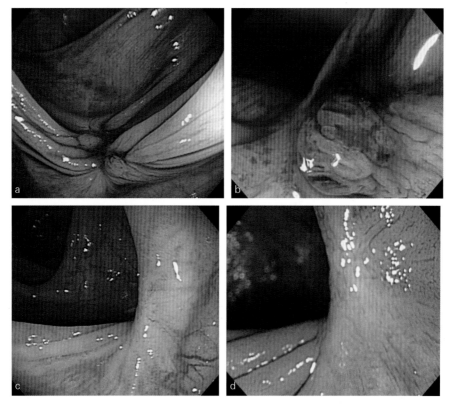

图 3-27 （续）

e 2 个月后施行大肠内镜检查时，可见 EPMR 术后形成的瘢痕。靛蓝胭脂红染色后发现 IIa 样隆起。

f 放大观察可见管状的 III$_L$ 型 pit，考虑为腺瘤，施行热活检，并追加了氩气灼烧。病理组织诊断为管状腺瘤。

g 5 个月后进行大肠内镜检查时，仅看到瘢痕存在。

h 靛蓝胭脂红染色后放大观察，仅见 I 型 pit。

　　伴随 EMR、EPMR 发生的并发症例数为（表 3-16），术后出血 11 例，穿孔 1 例。除了术后出血中的 1 例病变外其余均为一次性切除的病变，用内镜进行了对症处理。随访6 个月以上的 367 例病变中仅有 14 例（3.8%）出现了残存病变复发。这其中除了 1 例病变外其余全部是分次切除的病例并且全是黏膜癌，而残存再发的病变均为腺瘤，均可以用内镜治疗，没有需要手术治疗的病例。

　　近年来，即使对大肠也逐渐试行切开、剥离的方法，虽然具有遗留病变少、较易判断组织标本的深度及切除断端是否残留等优点，但尤其对大肠，也存在操作手法学习困难、治疗时间长、易出血穿孔等缺点（表 3-17）。目前对于应用切开、剥离法治疗大肠肿瘤虽仍存有几个问题，但考虑到适应病变，今后如果开发出更加简便且安全的可一次性切除器械的话，估计治疗方法可能会发生变化。

表 3-15　施行了 EMR、EPMR 的病例数

	一次性切除	分次切除	合计
1985 年 4 月~2001 年 3 月 *	3 867	253	4 120
2001 年 4 月~2004 年 12 月 *	940	137	1 077
			(367)
合计	4 807	390	5 197

* 秋田红十字会医院　昭和大学横滨市北部医院。
(　) 是随访 6 个月以上的病例数。

表 3-16　伴随 EMR、EPMR 的并发症

并发症	病例数	肿瘤直径	处置
术后出血	11/1 077	大小不一	clip
	(1.0%)		
穿孔	1/1 077	20mm	clip
	(0.09%)		
残存再发	14/367	20~50mm	EMR，活检 +APC
	(3.8%)		

表 3-17　大肠的切开剥离法和分次切除法的比较

切开剥离法	分割切除
优点	优点
·容易判定断端	·治疗时间短
·残存再发的危险性低	·穿孔的危险性低
缺点	·手法练成的时间短
·治疗时间长	缺点
·穿孔的危险性高	·断端判定困难
·手法练成的时间长	·残存再发的危险性高

b. ESD

1）适应证

　　大肠中像 LST 这种侧向发育的直径很大的肿瘤在临床上时常发现。可以用放大内镜对术前的深度进行评价。颗粒均一型 LST-G sm 癌发生率极低（表 3-18），可以采用分次切除。即使是残存复发的病变也多为腺瘤或黏膜内癌，可追加内镜切除治疗。ESD 的适应证为无 V_N 型 pit pattern 的病变。LST-NG 中的假凹陷型，可能存在黏膜下层浸润，即使 pit pattern 诊断也未必能够诊断正确，如果用内镜切除希望一次性切除。这也是以无 V_N 型 pit pattern 为前提的。

表 3-18　LST 的亚分类和担癌率、sm 癌率

	癌	sm 癌	肿瘤直径（mm）		
			10~19	20~19	30~
颗粒型					
颗粒均一型	86	2	0/161	0/52	2/49
（262）	（32.8%）	（0.8%）	（0%）	（0%）	（4.1%）
结节混杂型	93	33	3/47	11/45	19/51
（143）	（65.0%）	（23.1%）	（6.4%）	（24.4%）	（37.3%）
非颗粒型					
假凹陷型	53	17	8/63	9/21	0/1
（85）	（62.4%）	（20.0%）	（12.7%）	（42.9%）	（0%）
平坦隆起型	93	29	12/242	11/54	6/23
（319）	（29.2%）	（9.1%）	（5.0%）	（20.4%）	（26.1%）

　　另外也适用于有凹陷面的 LST-G 病变（图 3-28）。此外，对于 LST 以外的纤维化较重且 non-lifting sign 阳性的病变（图 3-29），由于很难用通常的圈套法进行切除，所以有必要一边看着黏膜下层一边进行切除。

　　在学习大肠肿瘤的切开剥离法（endoscopic submucosal dissection；ESD）时，由于大肠壁薄穿孔率高，并且肠腔狭窄屈曲，另外病变较大时皱襞常常粘连折叠到一起，所以操作起来非常困难，因此希望术者在胃部和直肠下部积累丰富的经验后再逐渐进行其他部位的操作。

2）切开剥离术的实际操作

①术前处理

　　术前处理，术前一天晚饭后服用匹可硫酸钠 1 瓶（10ml），检查当天，将 10ml 消泡剂混在 2L 聚乙二醇电解质中一并服用。为了抑制胃肠蠕动，静脉注射 10mg 氧化丁基东莨菪碱，如胃肠蠕动明显，可适当静脉追加 10mg，静注 5mg 地西泮镇静，术中可酌情追加。

②局部注射

　　为了维持长时间的膨隆，局部注射液必须使用透明质酸钠。尽管 Artz 和 Suvenyl 市场均有销售，但 Suvenyl 的分子量是 Artz 的两倍。另外，透明质酸钠与糖溶液混合，就会强化架桥的形成从而增加溶液的黏稠度，因此最好用甘油果糖将 Suvenyl 稀释 4~8 倍，或将 Artz 稀释 2~4 倍使用。也可用少量的肾上腺素与靛蓝胭脂红混合使用。对于大肠来说，黏膜下层和肌层的识别十分重要，因此最好使用较低浓度的靛蓝胭脂红。一个部位局部注射 2ml 左右。另外，由于大肠肿瘤在染色后边界比较明了，所以无需进行标记。

③使用内镜

　　最好使用能够反转操作的细径器械。器械的前端使用透明帽以确保视野，黏膜下层使用 counter traction（反向牵引法）能够更容易操作。

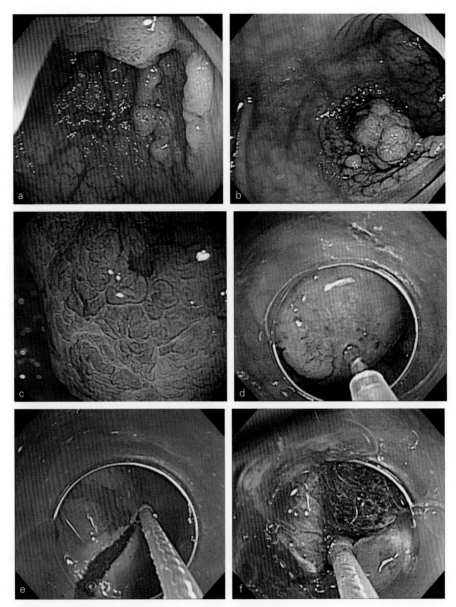

图 3-28　有凹陷的 LST-G（结节混合型）病例的 ESD

a　乙状结肠可见环 1/3 周的 LST-G。

b　靛蓝胭脂红染色后可见粗大的结节，诊断为结节混合型。

c　粗大结节部经结晶紫染色后，诊断为 IV 型 pit。此外，凹陷部位观察不清。

d　局部注射透明质酸钠后充分隆起。

e　用 flex 刀将黏膜切开。

f　在前端安装透明帽并使用反向牵引法，应用 flex 刀接触黏膜下层，通电时进行剥离。

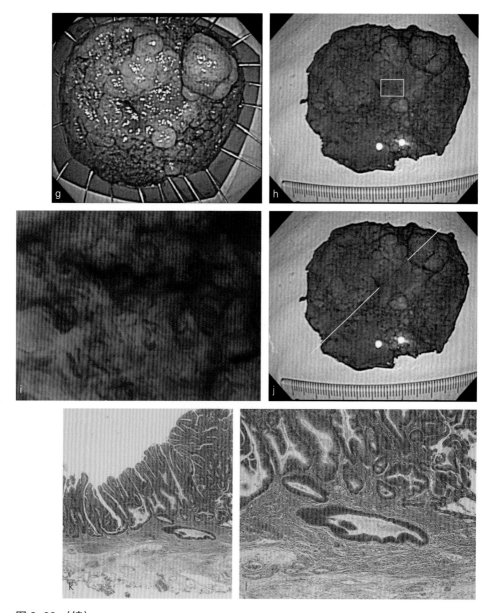

图 3-28 （续）

g　切除标本可见中央的凹陷发红。

f　实体显微镜下切除的标本 63mm×61mm，肿瘤直径 57mm×55mm 的一次性切除。

l　凹陷部高倍放大后诊断为 V_I 型 pit pattern。

j　凹陷部位为黏膜内癌。

k，i　凹陷部位的病理组织图像为黏膜内癌，局部浸润至 mm。

病理组织诊断为管状腺瘤中腺癌（mm），ly0，v0，ce（-）。

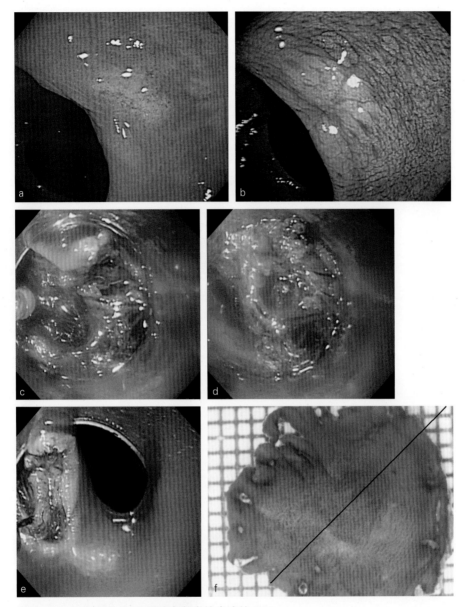

图 3-29　其他医院 EMR 后残存复发的类癌的 ESD

a　直肠（Rb）可见黄色的平缓隆起型病变。

b　靛蓝胭脂红染色图像。由于是其他医院术后 EMR 残存复发的病变，可见有瘢痕组织。

c　一边看着黏膜下层，一边平行于肌层进行剥离。

d　黏膜下层可见较强的纤维化。

e　用勾刀将纤维组织勾起，将其提起进行剥离，这样更安全。

f　切除的标本大小 15mm×14mm，肿瘤直径 10mm×5mm 的一次性切除。

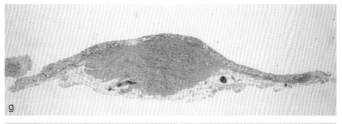

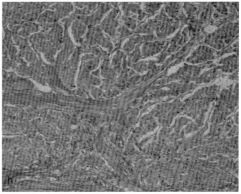

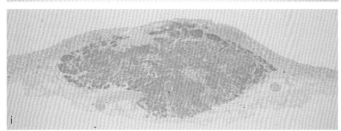

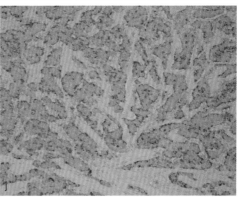

图 3-29 （续）

g~j 病理组织图像可见大量由浅嗜酸性胞体和圆形胞核组成的细胞，并伴有间质纤维化，细胞呈灶状或条索样增殖。免疫染色可见嗜铬蛋白–A 阳性确认为类癌，侧面及深部断端为阴性。

④黏膜切开和黏膜下层剥离

使用 ERBE 公司的高频率波装置 ICC200。黏膜切开时使用 endocut mode, effect2, 60W，黏膜下层剥离时设置 forced 凝固，40W。止血时用 forced 凝固，顶住血管，使用 soft mode，50W。内镜反转后从口侧开始切开黏膜，然后直接进行黏膜下层的剥离。为了预防穿孔，必须选择合适的剥离条件和剥离位置。进行剥离时肿瘤由于自身重力的作用而下垂，要一边变换适宜的体位，一边进行切除和剥离。由于病变自身体重的缘故病变下垂后，就使得黏膜下层的观察及剥离变得更容易。开始剥离黏膜下层的时候，由于镜身在黏膜下层穿梭等处极易引起穿孔。先用 flex 刀（奥林巴斯公司）（图 3-30）小心剥离，剥离困难时，换用勾刀（奥林巴斯公司）（图 3-31）将黏膜下层的纤维勾起，将其朝向管腔方向或与肌层平行并提起来进行剥离，这样穿孔率将变低。另外，还有一种方法是先端开口部使用 7mm 细的先端细径透明帽（small-Caliber-Tip Transparent Hood；ST Hood：DH-15GR：富士能公司）打开黏膜切开的创面，则很容易进入黏膜下层。黏膜下层剥离到一定程度时，为了使刀不接触到肌层再次进行之前的操作。剥离时遇到和肌层垂直的情况换用勾刀。如圈套器足够大也可考虑用圈套器将其切除。

⑤出血的对策

直径为 1mm 以下的血管可用刀的前端，mode 设为 forced 凝固或者 APC mode，

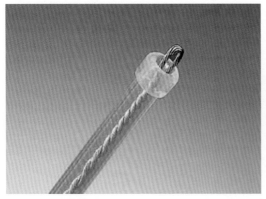

图 3-30　flex 刀

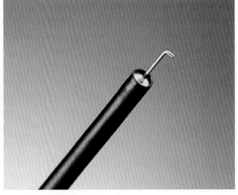

图 3-31　hook 刀

60W 慢慢进行灼烧。如为 1mm 以上的粗血管或动脉出血，soft 凝固 40-50W 并用止血钳夹住血管向上提起，使其与肌层分离再进行灼烧，这样可以防止迟发性穿孔。

另外，切除后对于切面露出的血管，也应进行预防性灼烧，以防止术后出血的发生。

⑥穿孔时的对策

与圈套法的穿孔不同，即使穿孔也多呈裂缝状，使用 1~2 个钛夹就可以将其封闭。如果封闭住了，就不会发生广泛型腹膜炎，切除后可以进行保守治疗。

⑦今后的展望

大肠 ESD 对于目前来说其难度很高，由于设备的局限距离一般性普及还有一定的距离。但是，随着内镜、处置器材、局部注射液等的发展，期待 ESD 将会成为一种更安全、确切的治疗方法。

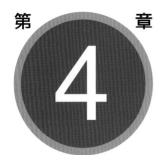

炎症性肠病和 pit pattern

1. 溃疡性结肠炎和 pit pattern

pit pattern 诊断学在诊断肿瘤性病变时可发挥巨大的威力。另一方面对于非肿瘤性病变，特别是炎症性肠疾病也可以放大观察以判断其活动性。而且，随着炎症性肠病患者的增加，对于长期患有溃疡性大肠炎而致的结肠癌的诊断也具有重要意义。

内镜检查对溃疡性大肠炎诊断十分重要。对于其轻重程度分类通常用 Matts 分类法（表 4-1）。另外，也使用溃疡性大肠炎诊断标准的修订版（表 4-2）。对于中度以上的病例，可以说普通观察和染色内镜观察就已足够。但是，对于轻度的黏膜或普通观察看起来正常的黏膜用放大内镜观察则具有重要的意义。

表 4-1 轻重度分类（Matts 分类法—局部有所改动）

一级	正常	可见血管透过像
二级 2a	轻度	毛细血管异常，发红，黏膜凹凸不平
二级 2b		黏膜凹凸不平无血管透过像，发红，糜烂
三级	中等度	黏膜易出血无血管透过像，黏膜凹凸不平及水肿
四级	重度	伴有自然出血的明显的溃疡

表 4-2 根据溃疡性大肠炎诊断标准修订版的分类法

炎症	内镜下所见
轻度	血管透过像消失，黏膜呈细颗粒状，发红，有小黄点
中等度	黏膜粗糙，糜烂，小溃疡，易出血（接触性出血），黏血脓性分泌物附着，及其他活动性炎症所见
重度	广泛的溃疡，明显的自然出血

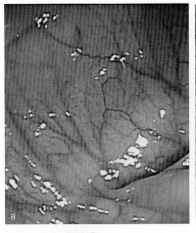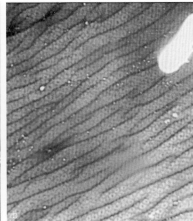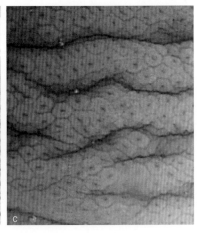

图 4-1　正常黏膜

a　普通内镜像，血管清晰可见。

b　低倍放大内镜像，可以清晰见到无名沟。

c　高倍放大内镜像，可见排列整齐的 I 型 pit。

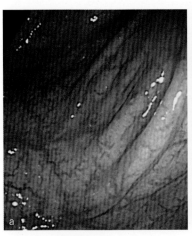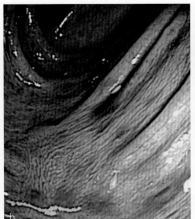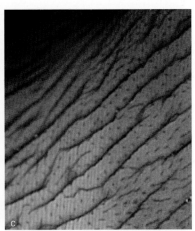

图 4-2　缓解期黏膜

a　普通内镜像，血管透过像恢复。

b　色素内镜像，无名沟虽恢复，但仍有轻度的混乱。

c　放大内镜像，可见 I 型 pit。

1）正常

　　正常部分，放大内镜观察可见排列整齐的 I 型 pit（图 4-1）。靛蓝胭脂红染色后如发现无名沟混乱，则提示该处黏膜曾患有炎症（图 4-2）。也有血管透过像良好却观察不到无名沟的情况，这是由于黏膜没有完全缓解的缘故（图 4-3）。另外，普通内镜观察即使非病变部位也可看到淋巴滤泡的过量形成。

2）炎症状态的评价

　　根据放大内镜所见，藤谷等提出了以下 5 种所见：

　　①腺管正常排列。

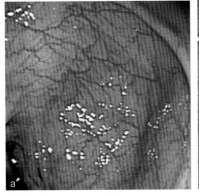
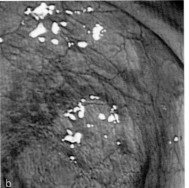

图 4-3 无名沟不清晰

a 血管透过良好。

b 染色内镜下无名沟不清晰。

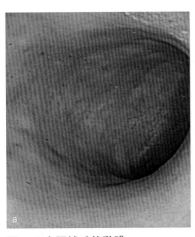
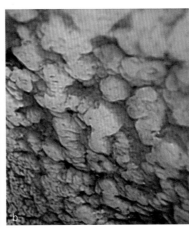
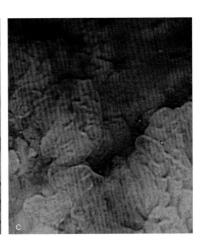

图 4-4 小肠绒毛状黏膜

a 普通内镜像，血管透过不清晰。

b 色素内镜像，无名沟无法辨认，呈绒毛状改变。

c 放大内镜像，绒毛状黏膜表面可见 I 型 pit 或者伸长的 pit。

②小肠绒毛状黏膜（图 4-4）：可见呈小肠绒毛状的表面构造。普通内镜下多与微小的上皮缺损区别困难。

③小黄色斑块：微小的黄白色斑块状构造。

④微小的上皮缺损：可见散在的微小的凹陷，伴随周围水肿状的小隆起及排列混乱的腺管开口。普通内镜可看到细颗粒状黏膜。

⑤珊瑚礁状黏膜（图 4-5）：伴有明显溃疡的粗糙黏膜面。

轻度活动期黏膜可见小黄色斑块。由珊瑚礁状黏膜、比较浅的溃疡和再生黏膜构成的为中度活动性黏膜。

3）治愈过程和内镜像

关于 UC 的治愈过程，从息肉样黏膜开始变成珊瑚状黏膜，再经历小肠绒毛状黏膜，然后变成唐草纹样黏膜，最后恢复正常的黏膜。重度的炎症后也可以变成萎缩黏膜（图 4-6）。

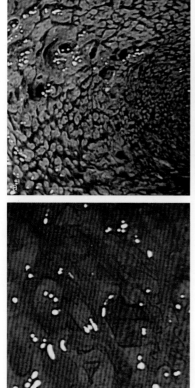
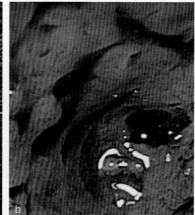
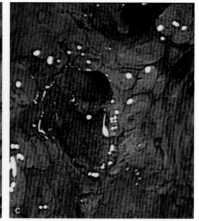
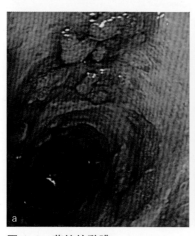

图 4-5　珊瑚礁状黏膜

a　色素普通内镜像，看不到无名沟，可见黏膜凹凸不平。

b　放大内镜像，虽也可见Ⅰ型样 pit，但尚可见糜烂及不规则的凹凸。

c　放大内镜像，可见糜烂。

d　放大内镜像，可见珊瑚礁状黏膜。

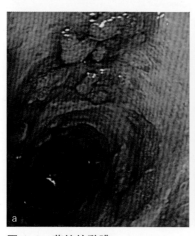
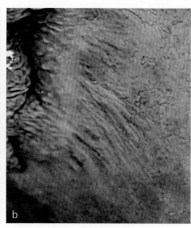
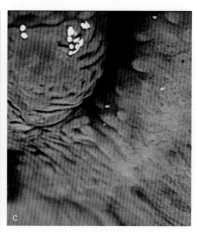

图 4-6　萎缩的黏膜

a　普通内镜像，溃疡面发生上皮化并发红。残存黏膜形成了炎性息肉。

b，c　色素内镜像，与普通黏膜可见的树枝状血管不同可见异常扩张的血管。散在小型的Ⅰ型 pit。

2. colitic cancer 和 pit pattern

　　随着 UC 患者的增加，colitic cancer（图 4-7）的重要性越来越高。这是一种瘢痕癌，与普通大肠癌的发生机制不同。一般地认为其是沿着异型增生 – 癌的机制发生的，因此异型增生的发现尤为重要（图 4-8）。组织分类如表 4-3、表 4-4 所示。但是，炎症性变化和伴随的再生性变化及肿瘤性变化不容易鉴别，需要专业的病理医生诊断。目前，厚生劳动省的班组会议"关于难治性炎症性肠管障碍的调查研究班（日比班）"、"关于阐明大肠肿瘤性病变腺口构造的诊断学意义的研究班（工藤班）正进行研讨，研究的进展很快。

1）肉眼型

　　Blackstone 将肉眼形态分为 DALM 和扁平黏膜两类，重点强调了 DALM 的重要性。但是对于判定 colitic cancer 是独立发生的还是以炎症为基础引发的很困难。小西等将其分为粗大的颗粒状病变、不规整的扁平隆起病变、乳头状病变、息肉样病变、平坦病变这几类。长妍等则将其分为隆起型（广基性、表面隆起、结节集簇、绒毛肿瘤）、

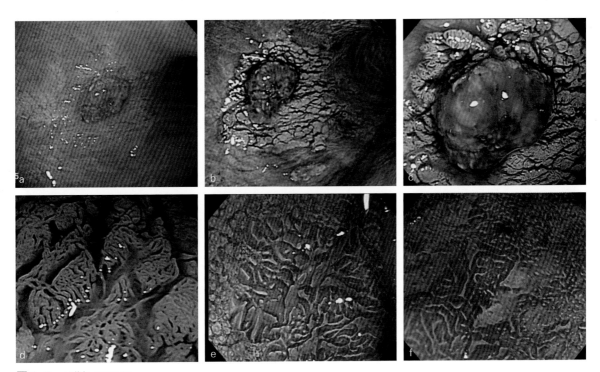

图 4-7　colitic cancer
a　直肠可见隆起型病变，周围布满有光泽的平坦病变。
b　染色后，可见有黏液附着的中央隆起和周围平坦的不规整隆起。背景黏膜已经萎缩。
c　中央隆起有黏液附着，pit 的判定困难。
d　周围的平坦病变被不平整的沟状凹陷区分开来，呈现 Ⅲ_L 样 pit 的 V_I 型。
e　可见 Ⅲ_L 样的 V_I 型 pit，排列不规则，pit 间区域扩大。
f　也有小型 pit 密集存在的区域。

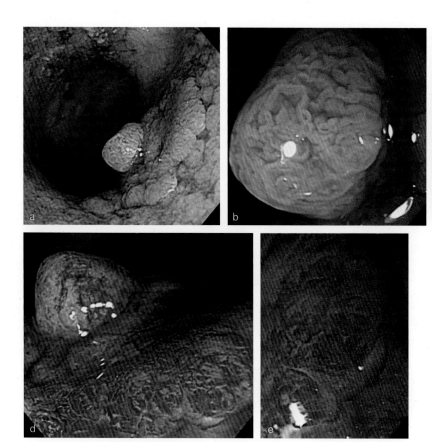

图 4-8 低度异型增生

a 直肠中央可见 I_s 样隆起伴周围 IIa 样病变。

b，c 隆起呈 IV_V 型 pit。

d，e 周围隆起呈 II 型样 pit。

表 4-3 炎症性肠病而来的异型增生

阴性
正常黏膜
非活动期黏膜
不确定
可疑阳性（可疑炎性）
不知道
可疑阳性（可疑异型增生）
阳性
低度异型增生
高度 ～

平坦型、凹陷型和复合型。另外，藤井等将 UC 合并异型增生的内镜像分为平坦型、表浅隆起型、息肉样型。Colitic cancer 和普通单发的大肠癌不同，多为平坦型并与周围组织的分界不明确。普通观察如看到扁平隆起、粗大结节状黏膜、绒毛状隆起、乳头状隆起等隆起性变化及颜色变化，表面模样的变化等异常所见时，有必要积极进行色

表 4-4 　病理组织学的判定标准

UC- Ⅰ	炎症性变化
UC- Ⅱ	炎症性还是肿瘤性判定不清
UC-Ⅱa	倾向于炎症性变化
UC-Ⅱb	倾向于肿瘤性变化
UC-Ⅲ	虽为肿瘤性变化，但不能判定癌
UC-Ⅳ	癌

后记：①这个标准包含了 Riddle 等的 "dysplasia" 概念。
　　　②如判定为增生就记载为增生。
　　　③如与普通的腺瘤无法区别，就如实记载。

表 4-5 　pit pattern 和组织型

	肿瘤性病变	非肿瘤性病变
pit patternⅢ ~ Ⅴ	30	6
pit patternⅠ 或 Ⅱ	2	80

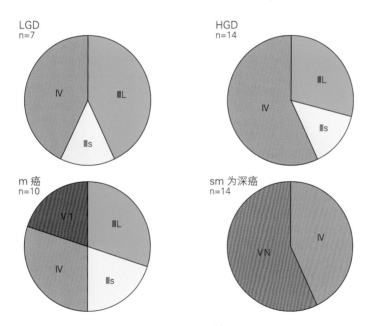

图 4-9 　colitic cancer 的 pit pattern

素染色后观察 pit pattern，进而行活检来确认。但是，癌病变的发现多为隆起性的变化。

2) pit pattern

dysplasia 或者癌多表现为相当于Ⅲs型、ⅢL型、Ⅳ型、Ⅴ型的 pit pattern。

Kiesslich 等根据 pit pattern 的分类，认为肿瘤和非肿瘤可以鉴别（表 4-5）。藤盛等认为，肿瘤性病变的 pit pattern 可呈类圆形、棍棒状、树枝状、绒毛状等多种形状，而非肿瘤性黏膜的 pit pattern 除了圆形，也可呈同样的多种多样的形状，因此仅从 pit pattern 的形状这一方面来鉴别肿瘤和非肿瘤是很困难的，腺管密度在肿瘤性病变中有升高的倾向，这可以作为一个有用的诊断。pit pattern 诊断的敏感性较好，但特异度不足。pit pattern 诊断的难处在于，与通常 I 型 pit pattern 的背景黏膜相对，炎症性疾病并发肿瘤的情况下，其背景黏膜则出现不能说是 I 型的 pit pattern。因此，为了充分观察 pit pattern，应尽量选择在缓解期进行检查。目前，本国这样的病例数较少，所以对于内镜诊断而言，像普通大肠癌那样明确的肿瘤 - 非肿瘤的鉴别点尚不十分清楚。但是，如根据厚生劳动省的工藤班和日比班的研讨结论来看，colitic cancer 的 pit pattern 主要为 IV 型和 V 型。统计班组会议的研讨结果可见，dysplasia 和癌多表现为 III_S 型、III_L 型、IV 型、V_I 型和 V_N 型（图 4-9）。特别是脑回样、绒毛样、小结节集簇样的 IV 型 pit 是肿瘤性病变表面构造的主体。另外，m 癌多为 V_I 型，7 例 sm 以深癌中有 4 例呈现 V_N 型。

现在很多问题都应该弄清楚了，就不要再采取以前那种通过盲目的随机活检来发现病变的方法，通过有目的的活检进行高精确度的检查时代即将到来。

5 第 5 章

pit pattern 诊断的展望

1. 用 Narrow band imaging（NBI）系统诊断 pit pattern ◀

a. Narrow band imaging（NBI）系统

消化道肿瘤除黏膜下肿瘤外都是由上皮生成的，为了能够提高内镜下的早期发现率，就需要有能够捕捉到黏膜表层微细构造（pit pattern、毛细血管构造等）变化的高敏感度内镜。为了能够实现这样的内镜系统，1999 年佐野等考虑到不同波长的光在体内进入的深度不同，开始研究对内镜照明光源的改良。在这里主要向大家介绍日本国立癌中心东医院还在开发研究中的利用 Narrow band imaging（NBI）系统进行的 pit pattern 观察诊断。

一般来讲，波长短的光穿过生物体的深度比较浅，这样就可以在生物体的表面观测到经过散射而形成的反射光。而如果波长较长，那么光在生物体内传播的相对较深，它的一部分光形成透过光。这种传播深度的波长依赖性，主要是根据血液特异的吸收特性和生物体组织反射特性的波长依赖性而得出的。为了能够与感知黏膜表层微细构造变化的灵敏度相对应，将内镜的灵敏度特性向短波长转换效果会更好。佐野等人着眼于电子内镜系统的表面次序方式，通过变更照明光的分光特性从而实现了这种转换。表面顺次方式是指在白色光源前面放置 3 个 RGB 的滤光器，然后通过一个转换器（turret）将这

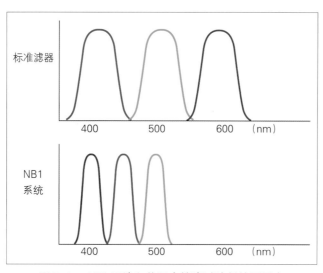

图 5-1　NBI 系统和普通内镜滤过波长的不同点

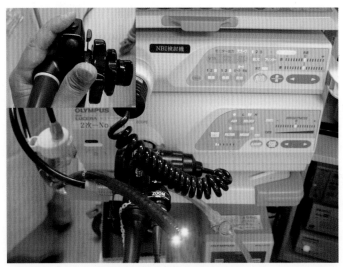

图 5-2　标准一体型 NBI 系统（奥林巴斯公司）
用手指按一下按钮（白色箭头）就可以完成普通内镜和 NBI 系统之间的转换。

滤器的光学特异性（中心波长和 FWHM）　　　　　　　　　　（nm）

	F1	F2	F3	F4	F5	F6	F7	F8
中心	415	445	500	540	600	420	540	610
FWHM	30	30	30	20	20	100	80	80

F1 (415-30)　　F2 (445-30)　　F3 (500-30)　　F4 (540-20)

F5 (600-20)　　F6 (420-20)　　F7 (540-80)　　F8 (610-80)

图 5-3　用 NBI 系统观察的人舌黏膜

3 种光高速回转，使这 3 种光能够按照时间序列进行照射，对各种光形成的单色照片依次进行信号处理，从而形成彩色照片的一种系统。NBI 系统就是对这 3 个 RGB 滤光器特性的中心波长进行调整，通常利用一半振幅将滤光器特性变为更狭带化（图 5-1）。目前的标准化机器只需手动操作就可使普通光和 NBI 观察光在瞬间完成转换，也可称为"数字染色"内镜，从而使内镜观察变得更加容易（图 5-2）。

表 5-1　普通内镜、色素内镜、NBI 对肿瘤和非肿瘤鉴别能力

组织学诊断	普通大肠镜（％）	染色内镜（％）	NBI 肠镜（％）
Accuracy rate	79.1	93.4	93.4
Sensitivity	85.3	100	100
Specificity	44.4	75.0	75.0

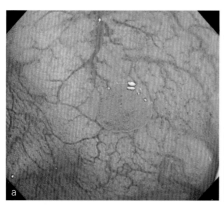
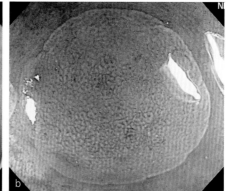
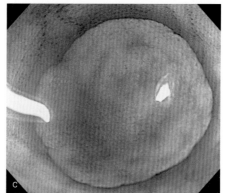

图 5-4　增生性息肉

a 乙状结肠可见 5mm 的 Ⅱa 型息肉，局部出血，需要用内镜来鉴别是肿瘤还是非肿瘤。

b 通过 NBI 成像能够明了地确认为 Ⅱ 型 pit，可确诊为非肿瘤。

c 靛蓝胭脂红 (indigocarmine) 染色像，由于有黏液的影响，pit 图像显得不清楚。可见 NBI 不容易受黏液的影响。

b. 不同波长的光透过度不同

　　为了检验 NBI 系统的效果，研究者利用 NBI 系统对人舌黏膜进行了观察。正常人舌黏膜的放大内镜像（GIF-Q240）如图 5-3 所示。将单色的 CCD 图像，根据不同的波长单独分离出来显示，可见 F1、F2 的波长能够将微毛细血管清楚地显示出来。还有，F5 能够识别出粗的血管，而 F3 却识别不出来（黑色箭头）。这些现象都是以光的散射特性为基础的，短波长的光能够反映出来组织表面的情况，而长波长的光则能反映组织深部的情况。

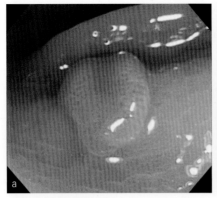
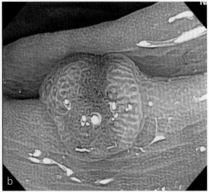

图 5-5　腺瘤性息肉

a　乙状结肠可见 5mm 的 Is 型息肉，普通观察 pit 显示不清。

b　NBI 像能够确认 III⌐ 型 pit，很容易地诊断为腺瘤。

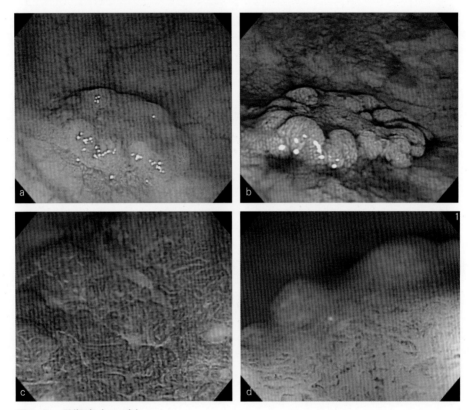

图 5-6　早期癌（sm 癌）

观察表面构造（毛细血管的走行异常）

a　普通内镜观察像，可见大小为 15mm 的 IIa+ IIc 型的病变。

b　靛蓝胭脂红（indigocarmine）染色像。

c　结晶紫染色像。中央的凹陷部区域可见起点和终点连接不上的 pit，确认为 V 型 invasive pit。

d　用 NBI 系统对凹陷部分进行放大观察，可见表面的微细血管排列混乱（呈不规则性走行）可诊断为 sm 浸润癌。

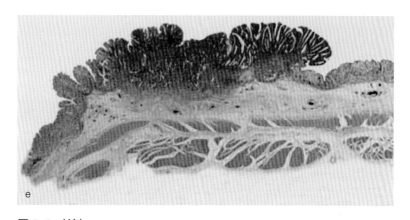

图 5-6 （续）

e 病理组织图像（HE）。可见与 V 型 invasive pit 相对应的 sm 层浸润的现象。
病理组织诊断为管状绒毛腺瘤中分化腺癌，sm2，ly0，v0，n（-）。

c. 用 NBI 进行 pit pattern 观察

在以大肠病变为研究对象的前导性研究结果表明：NBI 与普通观察方法相比在识别性上（病变的毛细血管、与周围的对比度、病变表面的 pit pattern 构造）有显著的提高（$P < 0.05$），在肿瘤、非肿瘤的鉴别方面（通过病理证实的正确诊断率），普通观察方法的正确诊断率为 79.1%，而 NBI 则高达 93.4%，这次临床试验如为随机对比试验，那么大肠肿瘤的较高发现率则有望应用于筛选检查（表 5-1，图 5-4~图 5-6）。另外，随着内镜技术的提高、内镜分辨率的升高及色素内镜的普及，越来越多的大肠病变能够被检查出来，因此在肿瘤和非肿瘤的鉴别以及是否有必要治疗这些问题上，都需要以内镜的诊断为基础。大肠的非肿瘤性病变几乎都为增生性息肉，其发生率占全部息肉的 10%~30% 之多。另外，有报道指出当息肉在 5mm 以下时，40%~60% 为增生性息肉。NBI 观察对表面构造观察能力的提高，也可能对大肠病变切除率的提高做出贡献。

目前 NBI 临床应用的效果主要体现在：①毛细血管结构描述的提高；②表面构造观察能力的提高，为内镜进一步的发展提供了可能。

今后的展望及存在的问题：①需要将观察的图像与基础的病理组织学相对比（看到什么了需要再确认）；②需要确保光量等（存在诊断方面的应用），对早期实用化的研究还在继续中。

2. LCM

最近的消化道内镜检查，在普通观察的基础上增加了色素内镜和放大内镜，对病变性质和浸润深度的诊断做出了很大的贡献。但是，现实中依然对活检组织进行病理组织学诊断，并将其作为确定诊断。由于取活检多少都会伴有出血，对于肝硬化或者是服用抗凝药、抗血栓药等有出血倾向的病例，大多不能实施活检。而通过 LCM 的内镜检查，不需要活检就能取得病理组织图像（假想的病理），即可以观察到核或细胞的水平。

以下对激光共聚焦显微镜进行说明。

a. 通过激光共聚焦显微镜得到的假想病理

激光共焦显微镜作为一种非侵袭性检查手段，可以从未固定、未经过染色的标本中得到近似组织的图像，在临床上得以应用。到目前为止，已对食道、胃、大肠的病例成功地进行了激光共聚焦显微镜观察。用奥林巴斯公司制造的激光共聚焦显微镜（laser-scanning confocal microscopy；LCM）观察大肠切除标本的典型图像如图5-7~图5-10所示。LCM 是用波长为488nm的氩激光作为照射光和观察光。通常 LCM 都用荧光色素进行观察，为了取得荧光，设计了能够切断激发光（照射光）的特殊的滤光器。但是本次研究并没有用荧光色素，为了得到从生物体表面来的反射光，除去了能够切断照射光的滤光器。

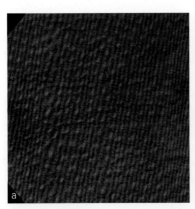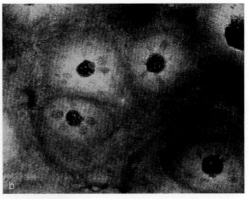

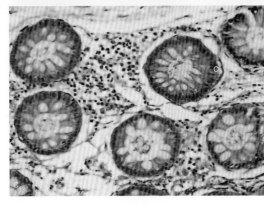

图 5-7　Ⅰ型 pit
a　正常黏膜结晶紫染色后的放大内镜像，可见Ⅰ型 pit。
b　正常黏膜的 LCM 图像。
c　正常黏膜水平切面的 HE 染色图像。

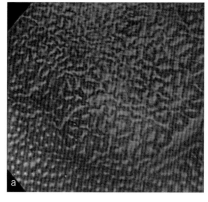
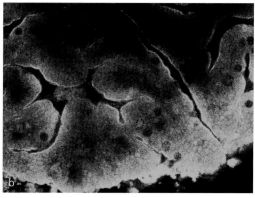
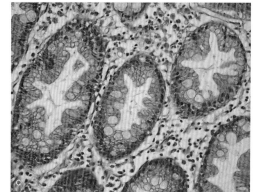

图 5-8　Ⅱ型 pit

a　增生性息肉结晶紫染色后的放大内镜像，
　　可见Ⅱ型 pit。

b　增生性息肉的 LCM 图像。

c　增生性息肉的水平切面的 HE 染色图像。

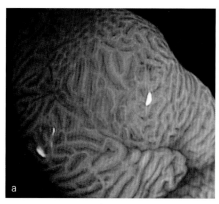
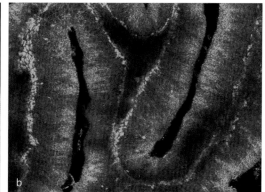
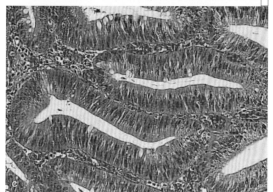

图 5-9　Ⅲ_L 型 pit

a　由Ⅲ_L 型 pit 组成的 Is 型息肉。

b　中度异型腺瘤的 LCM 图像。

c　同一病变水平切面的 HE 染色图像。

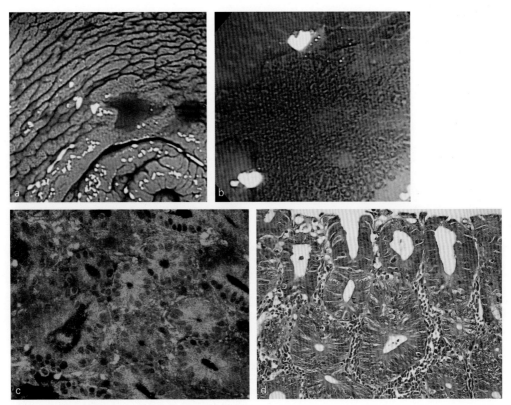

图 5-10　Ⅲs 型 pit

a　Ⅱc 病变的靛蓝胭脂红染色图像。

b　通过结晶紫染色后放大观察，可见Ⅲs 型 pit。

c　同一病变的 LCM 图像。

D　同一病变水平切面的 HE 染色图像。病理组织诊断为黏膜内癌。

　　用 LCM 对切除的大肠正常黏膜或肿瘤性病变进行观察，并与日后病理组织切片（水平切面）的 HE 图像进行对比。在正常黏膜中，LCM 并不能确认偏向基底膜侧的细胞核，但可看到杯状细胞呈低亮度，细胞质呈高亮度。在腺瘤和癌中细胞核表现为低亮度，而细胞质表现为高亮度像。在癌中用 LCM 能够确认出细胞核的概率高于腺瘤。这个可能取决于 N/C 比。另外，杯细胞在正常黏膜和腺瘤中都呈低亮度图像。LCM 图像和水平切面的 HE 图像相对应。

b. 探头型 LCM 的原型（口径 3.4mm）(图 5-11)

　　这个系统中波长为 405mm 的激光，通过光纤的传导，经过光纤耦合器传达到探头的前端。从光纤发出的光，通过物镜集中成微小的光点。微小的光点通过探头前端设计的扫描机构进行二维扫描。由组织内扫描的光点发出的反射光，通过与发出光相通的路径，返回到光纤内。返回到光纤的光，在光纤耦合器处进行分割，被光检出器检查出来。从检查器出来的信号，以光点的扫描为基础进行复原，从而得到二维的图像（图 5-12）。

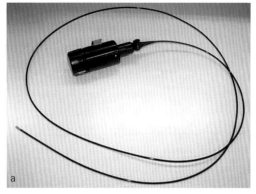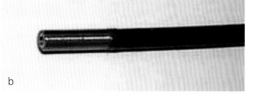

图 5-11　LCM 的机能

a　探头型的激光共聚焦内镜。

b　从内镜的活检钳孔道插入，将前端垂直抵到对象黏膜上，就可以得到细胞水平的图像。

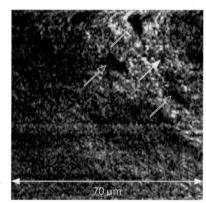

图 5-12　通过 LCM 得到的图像

通过激光共聚焦内镜观察到的生物体内正常直肠黏膜的腺腔（黄色箭头）和杯状细胞（透明黄色箭头）。

70 μm

利用这项技术，可以成功地获得正常直肠黏膜体外观察的图像。但是，现实中在临床应用方面还存在以下问题：探头必须要和病变部位垂直，但是有些部位只能得到切线方向，因此观察比较困难。可以在内镜的前端装上透明帽，以改善探头固定困难的问题。

c. 共聚焦激光内镜（Optiscan 公司）

在内镜中搭载了与激光共焦点显微镜同样的机能，可以清晰真实地观察到生物体内的病理组织学图像。已经有一部分应用于临床了。在静脉注射荧光色素标记钠后开始进行观察。视野区域 500 × 500 大，最大可放大到 1 000 倍，从而能够清晰真实地得到高分辨率放大的细胞水平的数字图像。已经有大肠黏膜生物体内细胞诊断的报道了。

3. Endo-Cytoscopy 系统

a. Endo-Cytoscopy 的历史

　　耳鼻科领域的 Hamou 等人，在 1980 年就尝试使用硬性镜（Karl-Storz 公司）直接对细胞进行观察，报告里称之为 contact endoscopy（接触型内镜）。以这个接触型内镜为基础，1982 年多田等人开发出了能够将光学透镜的倍数放大 500 倍的放大内镜（接触型纤维内镜），并用于大肠黏膜的观察。通过与约 500 倍放大率的镜头接触，就能够得到大肠黏膜细胞水平的放大图像。由于用的是纤维内镜，与电子内镜相比较，对图像的阅览比较困难，因此此技术还没有得到普及。之后，在耳鼻喉学科领域，报道了通过使用 Karl-Storz 公司制造的硬性镜作为接触型内镜来进行细胞观察，这表明观察生物体内的活细胞成为了可能。那之后大植等人同样用 Karl-Storz 公司制造的硬性镜，在术中进行大肠癌的实时诊断。随后，以观察人体内消化道上皮为目的，开发出了直径为 3.4mm 的导管型软性镜，即超放大内镜（Endo-Cytoscopy, prototype, 奥林巴斯公司）。

b. Endo-Cytoscopy 的原理

　　Endo-Cytoscopy 是由奥林巴斯公司开发的外径为 3.4mm、长度为 250cm 的导管型探头。其为光学镜头的接触型超放大内镜，笔者使用的内镜作为母镜，为了让其能通过活检孔道，所以将直径变细。其原理和接触型内镜相同，都是使物透接触到对象黏膜再进行观察、通过。Prototype 根据其放大水平分为 450 倍（24 英寸显示器）和 1125 倍（24 英寸显示器）两种类型。图像能够取得的深度前者为 $50\mu m$，后者为 $5\mu m$（表 5-2）。对于下消化道来说，将拥有用 3.7mm 活检孔道的 CF-Q240AI（奥林巴斯公司）作为母镜，然后从活检孔到道插入外径为 3.4mm 的探头（图 5-13），从而对细胞水平进行观察。通过轻轻接触病变部位，就可以得到实时的细胞水平图像。观察前为了使病变容易固定，可在镜身的前端装有透明帽。用溶有蛋白酶的消泡水将黏膜表面的黏液冲洗掉之后，用喷洒管喷洒 1% 的美蓝染色后，再次用溶有蛋白酶的消泡水将黏膜表面的黏液冲洗掉，然后从母镜的活检孔道将 Endo-Cytoscopy 插入进去。将 Endo-Cytoscopy 的前端与对象黏膜表面轻轻接触，与此同时就可以得到超放大内镜的图像。图像的质量和图像的重建性都很好，可与目前病理诊断学金标准之一的细胞诊断图像相匹敌。

c. Endo-Cytoscopy 的图像

　　正常黏膜上大小均一的腺管进行均等排列，细胞核分布在基底膜侧（图 5-14）。
　　增生性息肉可以观察到锯齿状腺管，小气泡是增生黏膜的泡沫状变化（图 5-15）。

表 5-2 Endo-Cytoscope 的样式

	高分辨率型（XEC-120）	低分辨率型（XEC-300）
探头的外径（前端/插入部）	φ3.4/φ3.2（mm）	
能够插入的内镜管径	φ3.7（mm）	
探头的有效长度/全长	2 500（mm）/3 800（mm）	
取得的图像的范围	120（μm）×120（μm）	300（μm）×300（μm）
取得图像的深度	5（μm）	50（μm）
水平分辨率	1.7μm	4.2μm

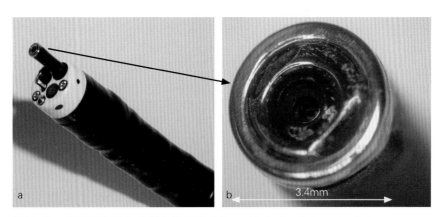

图 5-13 从活检孔道（a）插入外径为 3.4mm 的 Endo-Cytoscopy（b）

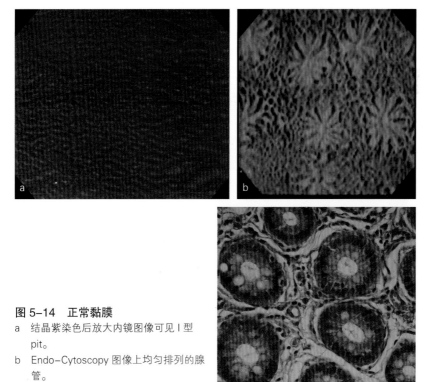

图 5-14 正常黏膜

a 结晶紫染色后放大内镜图像可见Ⅰ型
    pit。
b Endo-Cytoscopy 图像上均匀排列的腺
    管。
c 病理组织图像上显示的正常组织黏膜。

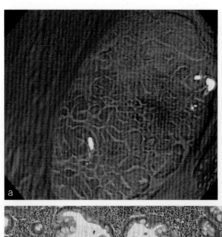
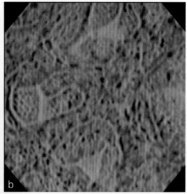
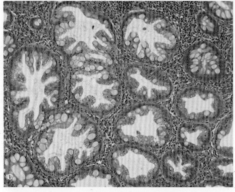

图 5-15　增生性息肉

a　结晶紫染色后放大内镜图像可见
　　Ⅱ型 pit。

b　Endo-Cytoscopy 图像可见锯齿
　　状腺管。

c　病理组织图像确认为增生性息肉。

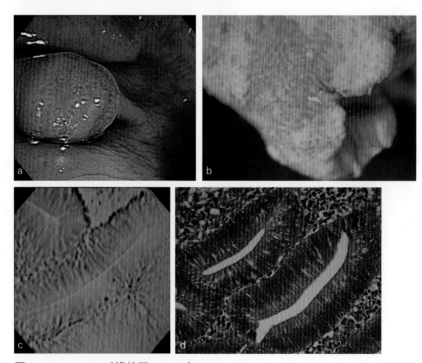

图 5-16　Is polyp（横结肠，6mm）

a　经靛蓝胭脂红染色后通过放大内镜图像可见Ⅲ_L型 pit。

b　实体显微镜下同样可看到Ⅲ_L型 pit。

c　Endo-Cytoscopy 图像可见细胞核规则的排列于基底膜侧，极性紊乱很少，细胞密度低。

d　病理组织图像为中度异型腺瘤。

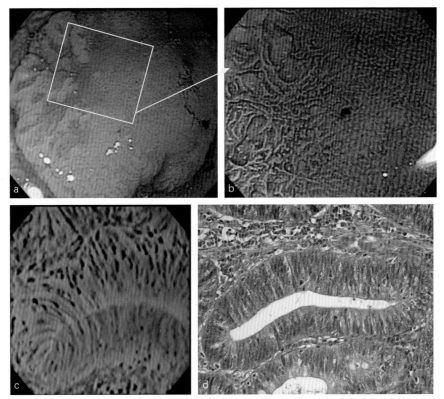

图 5-17　LST-NG（直肠，10mm）

a　靛蓝胭脂红染色图像。

b　结晶紫染色后放大内镜图像，诊断为 V_1 型 pit pattern。

c　Endo-Cytoscopy 图像可见极性明显混乱的细胞核。

d　病理组织图像为黏膜内癌。

　　轻度和中度异型性腺瘤，腺管大小尚均一，细胞核规则的排列于基底膜侧，极性的混乱度较小，细胞密度低（图 5-16）。

　　高度异型性腺瘤以及黏膜内癌，除了腺管的异常分支等异常构造外，尚可见细胞核肿大、变形、极性紊乱等，也可对细胞异型性进行评价（图 5-17）。

　　浸润癌中，细胞核明显变形及肿大。由于溃疡和间质反应（DR）显露于表面，几乎辨认不出腺管的构造。另外，有可能观察到粗染色质（图 5-18）。

　　目前 LCM 对于肿瘤和非肿瘤的鉴别，以及腺癌、黏膜内癌和浸润癌的鉴别非常有用。

　　导管型的 LCM 与 Endo-Cytoscopy 比较，前者不需要与病变接触和染色，对于获取结肠深部的图像还存在着前面所讲的固定的问题。而后者即使在深部结肠也能够描绘出与直肠同样的图像。取得的图像比较清楚明了，但焦点的深度主要在表层，目前来说对病变深部的观察还比较困难。两者都将通过今后器械设备的发展，实现可以不通过活检损伤就能够对病变进行常规的病理组织评价，尤其可能对细胞异型性作出诊断，这样的时代快要来临了。

　　Sm msssive 癌，如 DR 显露于表面，那么其为高度异型性癌的概率很高。

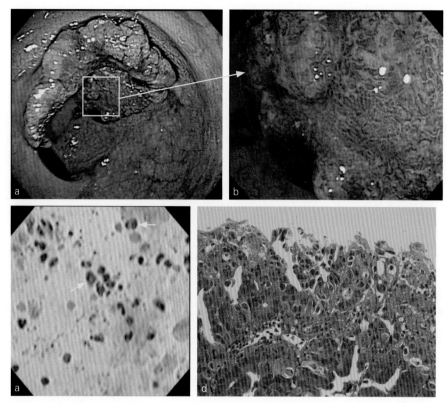

图 5-18　直肠 type 2 病变

a　靛蓝胭脂红染色图像。

b　放大观察诊断为 V$_N$ 型 pit pattern。

c　超放大的 Endo-Cytoscopy 图像，可见细胞核明显肿大、变形（箭头），尚可观察到 coarse chromatin。

d　病理组织图像。显示为中分化腺癌。

Endo-Cytoscopy 如能诊断 DR 或高度异型性癌，那么则可以进行浸润深度的诊断。通过放大内镜进行构造异型的诊断，再通过超放大内镜 Endo-Cytoscopy 观察细胞核水平的细胞异型性，进一步期待其对浸润深度诊断能力的提高。

　　放大内镜（80~100 倍）的放大倍率可以对构造异型性进行诊断，超放大内镜（500~1 000 倍）的放大倍率则可以对细胞异型性进行诊断。目前正在研发将放大内镜和超放大内镜进行一体化的技术，如果能够实现，那么就可以通过 1 个内镜同时进行从构造异型性到细胞异型性的诊断。

4. pit pattern 诊断的未来

　　笔者多数是用实体显微镜对 pit pattern 的观察进行分类，实际在临床上，放大内镜在 1993 年就开始应用于临床。当时的设备 CF-200Z 操作性不好，由于光量的关系扩大观察得也不够充分。但是对其改良后的 CF-240Z，弥补了上述的缺点，多少使 pit pattern 诊断得到了普及。

　　从普通观察到放大观察，使更加准确的内镜诊断成为了可能，避免了由以前的不确定所导致的息肉过度切除。随着放大内镜的使用，很大程度上推动了大肠的诊断和治疗，这样说一点也不过分。

　　就像前面记载的那样，最近出现了能够放大 500~1 000 倍的超放大内镜的试验机器。医者头脑中所描绘的愿望正在慢慢地变为现实中确实存在的事物。

　　医者极为感兴趣的是今后放大内镜将如何开展。

　　但是，每一个新的设备的研制和开发，都必须从临床上的简便性、患者的接受程度以及临床应用的必要性等方面进行综合考虑。那个时候，如果考虑 1 000 倍的超放大内镜是不是的确有必要，可能也会影响今后器械设备的进步和发展吧。

　　医者常常不得不去思考的是患者是不是真的能够从那些检查中获益，如果仅仅是因为对科学充满了兴趣而去从事研究开发，那是绝对行不通的。

　　内镜设备得到了确实的改良并且一直在进步发展。并且出现了全新的诊断方式，这并将引起诊断学翻天覆地的变化。20 年前笔者自己考虑到的一些事情，现在有很多都变为现实了，那么以后所有的可能都会实现吧。所以不禁要考虑下一步要干什么，脑海里浮现出的是 pit pattern 诊断和血流动态的综合诊断、pit pattern 诊断的自动分析、通过胶囊内镜的 pit pattern 诊断及 pit pattern 和基因的诊断等，从今以后大肠内镜的诊断学和治疗学也会一直进步下去吧。期待着年轻人今后在这方面的发展。

　　总之，以前的内镜诊断到目前已经终止了，现在突然进入了放大内镜诊断的时代了，因此思想也要随之进行转变。通过高精度的诊断，经常变换观察的视点，就像"先看树木，再看森林，然后再次看树木"那样，从而得出结论。笔者确信这种探寻本质的诊断方法今后将会普及到全世界。

　　所以，基于 pit pattern 诊断的治疗学也将会逐渐地发展起来。

编后语

昭和大学横滨市北部医院成立于 2000 年 4 月,到今年 4 月正好迎来了建院 6 周年。我所在的消化中心在这 6 年间,诊治了来自全国各地许许多多的患者。另外也有越来越多的外国学者来参加由我主持召开的《大肠 IIc 研讨会》及《国际消化系内镜研讨会 (The Yokohama Live)》等会议。由于本消化中心为国际性内镜进修的场所,因此也受到了多国医师的到访。作为一名医师,我为人生中能够经历这些而感到无比骄傲。另外在与世界各国医师接触讨论中经常能够遇到新的挑战。

本书正是在上述环境中,最初问世于昭和大学横滨市北部医院消化中心。从秋田时代起到现在的横滨,我一直钻研的课题之一 pitology 实际上可以说终于有了结果。从事大肠 sm 癌临床、基础研究的这 30 年,本书则是这一路走来的一个里程碑。序中也已经提到了,自秋田红十字医院起共同从事研究的同事们目前都已经非常优秀,并且此次为了本书的出版给予了大力帮助。他们后来离开秋田,在各自岗位上将 pitology 进一步发展下去。这对于同领域研究者来说是一件非常高兴的事,本书为能够加入各位的研究成果而感到非常荣幸。在此由衷地表示感谢。另外从第一届大肠 IIc 研讨会起就给予我很多指导的吉田茂昭老师也为本书执笔了推荐序文。深感时光的流逝啊!

本书应用了大量的临床数据来阐明基于放大内镜的 pit pattern 诊断对于大肠癌的早期诊断和治疗会发挥多大的作用。另外也尽力简单明了的地阐述了包括《箱根研讨会共识》在内的 pit pattern 诊断学的现状。我想大肠 pit pattern 诊断可能将作为一项常规检查而迅速普及到全世界吧。但是本书对于那些没有放大内镜而仅依靠普通内镜进行诊断和治疗的同行而言也是有帮助的,因为本书记载了普通内镜下 pit pattern 诊断的意义。我认为从现在开始,如果没有 pit pattern 的知识,那么就不会有大肠肿瘤的诊断学。另外我确信唯有"先看树木,再看森林,然后再看树木"这种诊断思维才是早期大肠癌诊断的主旨,而 pit pattern 诊断学正是该主旨最确切的表现手段。

作为内镜医师最基本的思考方式是通过变换视点从而得到不同的观察方法。对于内镜诊断来说,重要的是要经常思考哪个视点最接近肿瘤的本质。也就是说,不要逐一追逐各个现象,而是要从中抽取出它们之间真实的关联性。对于通常→放大 → macro → micro 这种逐一展开的内镜诊断学,其观察的点及视点的深度是最重要的。另外本书也就超放大内镜及内镜的未来做了简单介绍。

诊断学经常处于发展途中的某一阶段。如果完全不了解肿瘤的发育进展就不会有诊断学,如果不用适当的形态学来阐述就不会接近实际情况。随着时代的不断进步,这本有关 pitology 的书揭开了大肠肿瘤学的新篇章,希望能够在全世界范围内得到普及并不断发展下去。

本书是由昔日在秋田一起从事实体显微镜、放大内镜工作的同事及本中心主要的消化内科组共同编集执笔完成的。虽然出版的过程比较艰辛,但以樫田博史副教授为首的教职员们的努力如今终于得到成果了。在此对于给予我帮助的各位同事及教职员们表达深深的谢意。

本书的企划、编集作业自始至终都由年轻的编辑者阿野慎吾完成，在此表示衷心的感谢。最后，向 15 年为我出版了 4 册书的编辑、医学书院的荻原足惠女士表示深深的感谢。

昭和大学横滨市北部医院消化中心

工藤　進英

2005 年 4 月